HOY DE NUEVO ESTOY VIVO

EDICIONES PALABRA
Madrid

Paseo de la Castellana, 210 - 28046 MADRID (España)
Telf.: (34) 91 350 77 20 - (34) 91 350 77 39
www.palabra.es
palabra@palabra.es

Diseño de cubierta: Equipo editorial
ISBN: 978-84-1368-421-5
Depósito Legal: M-151-2025
Impresión: Gohegraf, S.L.
Printed in Spain - Impreso en España

Remigio Masá Masá Angué

HOY DE NUEVO ESTOY VIVO

Una historia de fortaleza y resiliencia

PALABRA HOY

Índice

Prólogo 11

1. Dios está entre bastidores 15

Así entiendo yo la tolerancia 15

¿Soy tolerante? 16

Juegos y educación familiar 17

Adolescente 20

«Puedes ser sacerdote» 21

Ebibeyín 24

En Bata 25

Por qué me hice sacerdote 26

Entre bastidores 28

San Francisco Javier de Nkué Efulán 30

Una larga espera y un viaje repentino 36

Gracias 38

2. Regreso a Guinea Ecuatorial 41

Entre Ebibeyín y Mongomo 41

Todo muy complicado 43

Comienza la pandemia 46

El amor es sencillo 47
El hospital, un lugar de aprendizaje 50

3. En tiempos de pandemia 53
¿Cuándo nos saludaremos como antes? 53
Humanizar la vida 54
Iconos bíblicos 56
¿Cuál es mi tesoro? 58
En manos de Dios 60
De Toledo a Madrid 62
Haz las cosas bien, como Jesús 63

4. Quiero vivir 69
¿Paraplejia, tetraplejia, cuadriplejia o parálisis?.... 69
Cada vez más dócil 70
La bondad cura 72
El escándalo de la cruz 76
Hechos de arcilla 78

5. Un nuevo estilo de vida 81
El valor del silencio 81
Acojo mi historia 83
Tú eres mi fortaleza 84
Soy con mi pasado 85
Tierras de Ebibeyín 87
Llueve sobre mojado 90
Un nuevo estilo de vida 92

6. La paciencia todo lo alcanza 95
Una nueva operación 95
Navidad en el hospital 96

La paciencia todo lo alcanza 97
¿Y qué es progreso? 100
¿Lo más urgente? 104
Con buena cara 106
Con prisa, pero con pausa 107
De nuevo, gracias 108

7. Mi querida África 111
La tierra que me vio nacer 111
La Guinea que yo conozco 113
Mercedes, mi madre 117
Una familia sin amor no es familia 119
Se necesitan Cireneos 122
El trigo y la cizaña 125
Jesús también lloró 128
Aprendo a vivir 130
Cuidemos la paz 131
¡Ya soy sacerdote! 135
Un canto a la tolerancia 136

8. Cirugías en cadena 139
Ya no me sorprendo 139
Es una fortuna residir en Madrid 141
Así vivo yo la tolerancia 142
Mi cacharro siempre está lleno de agua 145
La fragancia del amor 147
Mi vida no es solo sufrimiento 150

9. Una historia de amor 153
No tengo fuerzas 153
Al enfermo, todo el mundo le quiere enseñar..... 154

Operación en plena pandemia 156
La croix de l'adversité c'est difficile a charger 158
Gracias por el regalo de la vida 160
Dios de la vida y de los que sufren, escúchame ... 162
De nuevo en San José 163
Con la fe de Abraham 164
Frágil, pero firme 166
Ni teólogo ni filósofo, solo orante 169
Yo también clamo por mi salud 170

10. Todavía no es el final 173
¿Tirar la toalla? 173
Tan solo me pregunto 174
Una enfermedad rara que no tiene cura 177
Mi madre descansa en paz 181
El árbol caído también puede florecer 183
Hoy de nuevo estoy vivo 184

Epílogo 187
Gracias 189

Madrid, 17 de abril de 2024

Conocí a Remigio Masá Masá, sacerdote diocesano guineano, a finales del verano de 2018. Contaba en aquel momento 40 años. Acababa de llegar a España para revisiones médicas importantes y le acogimos en la Diócesis de Madrid. Estuvo atendiendo las parroquias de San León Magno y Nuestra Señora de Europa durante un año, pero en octubre de 2019 ya necesitó ser internado en la Fundación Jiménez Díaz.

Hasta el momento, no ha dejado de ser su casa el hospital o, mejor dicho, de visitar diferentes instituciones sanitarias, según lo requerían las numerosas intervenciones quirúrgicas o periodos de rehabilitación. No me detengo a relatar su comprometida vida sacerdotal en Guinea Ecuatorial, su vida activa, los múltiples servicios a su iglesia local, porque él mismo lo revela en la historia que nos ha dejado en estas páginas. Tampoco voy a referir las vicisitudes de su enfermedad tan ampliamente detalladas por él mismo. No es lo más relevante de su libro. La neurofibromatosis que sufre no tiene cura y soporta dolores importantes además de un grado grande de inmovilidad. Recientemente, el regalo de una silla de ruedas con motor le ayuda a moverse con cierta facilidad. Pero tampoco es esto lo más relevante de su libro.

Desde un principio, Remigio se enfrenta no solo a la enfermedad, sino a todo lo que trae consigo. Se pregunta por el sentido de su vida, del dolor y de la muerte; por su fe, por su vocación sacerdotal, ¿ahora truncada? Y poco a poco, buceando en el seno de un Dios que es Padre-Madre, redescubre, entre otras muchas cosas, su ser de sacerdote aquí y ahora. Sucede el milagro que él llama «tolerancia», y que recibe agradecido como un don que le devuelve el «encanto», la alegría, el consuelo, el sentido profundo de vivir.

Con sencillez, va releyendo su pasado y su presente, para pronunciar cada día un sí confiado. Un sí que se pronuncia, a veces, entre llanto y angustia; otras, desde la paz del hombre que ha sido consolado y fortalecido en su dolor. Sabe que no ha llegado todavía su final y termina su historia dando gracias al Dios de la vida.

Ojalá sus palabras nos ayuden a enfrentar y curar las propias heridas y dolores, los propios sinsentidos, a enfrentar tantas «muertes» cotidianas que vivimos.

✠ Cardenal Carlos Osoro

PRÓLOGO

Hacen sabios los malos sucesos y los prósperos hacen necios y crean debilidad. También se dice que más se aprende en dos meses de adversidad que en diez años de universidad.

Saco a colación estos dos modismos castellanos para explicar las causas y las razones que han influido positivamente en la iniciativa de poner por escrito esta historia personal de resiliencia, de tolerancia y de constancia valerosa; una historia que recoge también algunos pensamientos y ocurrencias propias.

Muchos escriben textos para abrir la puerta a una nueva serie de oportunidades; yo no busco oportunidades. Otros escriben para dar conferencias o revestirse de autoridad sobre un cierto tema o ámbito concreto de investigación; yo tampoco pienso en ganar autoridad ni en ser conferenciante. Simplemente me mueve el deseo de escribir, en román paladino, lo que me enseñó la vida. Esto es, sin duda, de gran provecho personal y quizá sea también útil para otros. No hay que hacer nada esperando algo a cambio. Si buscara mi propio interés y aplausos, podría llegar a parecer sagaz, popular, inteligente… pero no me haría naturalmente generoso ni bueno. Quiero escribir con los ojos cerrados y el corazón encendido.

Quiero reconocer, ante todo, que nunca había programado escribir un libro; ni lo había pensado ni nadie me lo ha propuesto en ningún momento. Tampoco antes había pensado realizar trabajos de investigación ni textos largos ni historias complejas. No me sentía preparado ni tenía motivos. Me contentaba quedarme con lo moderado y sencillo y orientaba mi atención hacia otras cosas, como rótulos, artículos, trípticos, gacetas... No soy un escritor profesional, quizá sí un lector competente.

Un día, de repente, me sentí invadido por un deseo repentino, constante y agudo de poner por escrito mi experiencia vital, llena de subidas y bajadas; no para presentarme como prototipo, sino porque me parecía una experiencia importante, inédita entre otras, que podía ser útil al lector y a los que tengan la curiosidad de indagar sobre mi caso.

Me refiero a las circunstancias inevitables que rodearon mi infancia, juventud y adultez; mi experiencia vocacional, y el cambio inesperado causado por una rara enfermedad que me ha hecho pasar, de repente, de estudiante a paciente, de persona activa a convaleciente. Hace ahora tres años que vivo en tierra de nadie, afrontando situaciones y aprendiendo lecciones nuevas e insospechadas. Soy como el lirio del campo o la flor de lis que, a pesar de ser sacudido por el viento, vive, florece y produce aroma con una sensación maravillosa de tranquilidad, paciencia y bienestar. Y por esto cargué el mochuelo.

Me costó empezar. Era consciente de las dificultades económicas con las que podía tropezarme, pero reconocí también que podía encontrar servicios económicos o una mano generosa que hiciera superar los problemas de edición cuando, ahora, miro el tramo final del proyecto. Solo empiezo y lo demás lo dejo en las manos de Dios, me dije una mañana.

Hoy de nuevo estoy vivo es un relato biográfico, realista y pintoresco. Recoge momentos y sucesos importantes de mi propia vida narrados, a veces, a modo de diario. Incluye formato de pregunta y respuesta, retratos y paisajes a los que me está enfrentando la enfermedad, así como mi experiencia vocacional. Son reflexiones, pensamientos proyectados, experiencias, convicciones, confesión de fe, aprendizajes, testimonios, recuerdos, preguntas y algunas respuestas.

Anticipo que no hay pretensión alguna de presentar explicaciones fundamentales ni científicas sobre la tolerancia, sino, más bien, cómo la paciencia y la resiliencia han dado a luz este libro. Un largo proceso que no empezó con mi patología ni termina con ella. Y esto me parece un encanto, una maravilla. Si de la tolerancia pueden surgir cosas buenas y agradables, es porque en sí misma lleva una energía positiva de amor que la motiva y alienta. Quien más ama más tolera, más espera.

El encanto de la tolerancia atravesó y sigue atravesando mi vida.

Nunca he perdido de vista el sesgo dramático de la tolerancia. Es decir, cuando se tolera la maldad. Reconozco con claridad su carácter híbrido. Somos capaces de lo peor y también de lo mejor. Precisamente por esto debemos encontrar un límite a la tolerancia. La tolerancia deja de ser un valor cuando produce muerte. La intolerancia deshumaniza, pero tolerar el mal es igualmente deshumanizante. Solo se trata de encontrar un término medio entre estos dos extremos. Tolerar para el bien. La tolerancia del crimen es asesina. Por tanto, no quiero ni puedo llamar tolerante a quien se calla ante la injusticia. Tampoco puedo llamar tolerante a quien, con su silencio, se convierte en cómplice y colaborador. Una familia de «tócame roque» se organiza, una casa sucia se limpia, una ropa manchada se lava y las costumbres que dañan la sociedad se corrigen con la educación y el cuidado o se denuncian.

En este momento singular de soledad y padecimientos en primera persona, me descubro más a mí mismo, redescubro el valor de la salud; descubro de forma nueva a mi familia, a la Iglesia, a los compañeros; también, la importancia de la tolerancia, de aprender a esperar… y por esto comparto mi experiencia.

1. DIOS ESTÁ ENTRE BASTIDORES

Así entiendo yo la tolerancia

Mi concepto de tolerancia no puede ser otro que el aprendido en la Iglesia católica y el de la filosofía escolástica. La tolerancia con el otro y con uno mismo tiene que ser constante y para hacer el bien.

Muchos han pensado que perseverar y encerrarse en la propia opinión a despecho de razones contra ella es una manifestación de dureza y rigidez. Por tanto, una persona, una familia o una comunidad pueden ser rígidas; pueden encontrarse tribus y culturas rígidas y hasta criminales. Así, santo Tomás escribe que el que persiste en su propio juicio es llamado metafóricamente rígido y duro[1]. A esta actitud se le puede llamar intolerancia y a la contraria, tolerancia.

Encontré varios escritos de Mahatma Gandhi sobre la tolerancia: «No me gusta la palabra tolerancia, pero no encuentro otra mejor». Y también: «El amor empuja a tener hacia la fe de los demás el mismo respeto que se tiene por la propia». «Puesto que yo soy imperfecto y necesito

[1] *Cfr.* S. Theol. III, supp. q. 1, ad resp.

la tolerancia y la bondad de los demás, también he de tolerar los defectos del mundo hasta que pueda encontrar el secreto que me permita ponerles remedio. Imponer nuestras opiniones solo nos aleja de las personas».

Voltaire pide: «Todos estamos llenos de debilidades y errores; perdonémonos recíprocamente nuestras tonterías: es esta la primera ley de la naturaleza». Y ahora es la voz de Francisco de Quevedo: «El que quiere en esta vida todas las cosas a su gusto, tendrá muchos disgustos en la vida».

Estos autores, como otros tantos, presentan la tolerancia como respeto a las ideas, las creencias o prácticas de los demás cuando son diferentes o contrarias a las nuestras.

Quiero quedarme con este concepto de tolerancia y aplicarlo en mi propia vida con paciencia: aceptar las contrariedades con esperanza, sin prisas, en armonía con los valores fundamentales, en armonía también con mis aspiraciones. Es decir, aceptar los modos de pensar y de actuar diversos en los demás y en mí mismo en el momento en que aparece lo insospechado.

¿Soy tolerante?

¿La tolerancia en mí se ha configurado así por la enfermedad o se puede rastrear durante mi vida desde siempre? ¿La adversidad que llegó a mi vida ha sido la ocasión para ser tolerante o ya aprendí a ser tolerante desde mi niñez?

La pregunta es fundamental y orientativa, de tal manera que, leído este libro hasta el final, puede cada cual deducir y concluir si hubo tolerancia, o no, a lo largo de mi infancia y juventud plagadas de obstáculos. Si lo que he vivido y narrado ha sido un encanto o una desgracia, el lector lo podrá juzgar.

Mi capacidad de tolerancia no creo que sea una cuestión repentina, algo que ha aparecido ahora de forma ocasional en mi vida; tampoco es pura casualidad, porque esta actitud ya se venía configurando en mí desde niño, aunque de forma inconsciente. «Lo que en la infancia se mama, de mayor se derrama», eso dicen.

La pregunta también puede exigir la presentación del escenario natal, para conocer el contexto, las circunstancias y los factores geográficos que han definido y moldeado mi personalidad desde el nacimiento. El entorno vital era propicio para nutrir el valor de la tolerancia al haber nacido y vivido entre adversidades en un contexto de sufrimiento natural. Si no tolerabas, no avanzabas.

Juegos y educación familiar

Ahora todo ha cambiado mucho, también hay más oportunidades. Antes, nada era igual. Yo, como tantos niños, miraba la televisión del vecino desde la ventana y, alguna vez, sobre todo los domingos después de misa, el propietario concedía el permiso de entrada en su casa. En muchas ocasiones teníamos que sentarnos en el suelo de polvo del salón con nuestros pantalones grisáceos medio agujereados. Según el tipo de casa, así también los salones. Algunos eran de material permanente y otros, no. Con bastante frecuencia no podíamos terminar de ver la película porque se apagaba el generador de luz y cada uno regresaba a su casa. La conversación en el camino de retorno se centraba en la película, una especie de video fórum, y reteníamos de memoria muchas expresiones.

No estaba de moda el alcohol ni las drogas ni era frecuente llevar dinero. Tampoco se jugaba con devaneos amorosos. La sexualidad era cosa de mayores.

Se respetaban «los diez mandamientos» y no había «vía crucis» digital. La parroquia era el entorno natural de los niños y nos gustaba muchísimo llevar en el cuello la cruz; santiguarse no daba vergüenza a nadie. Los sacerdotes vestían una túnica negra de mangas largas y utilizaban coches de MIVA (Misión Vaticana). Los maestros no eran ricos ni los militares tenían coches personales; sus esposas echaban la simiente en los campos igual que mi madre y, en tiempo de sequía, iban de pesca al río. No era costumbre ir en «taxi»[2]. Tampoco se conocía la cerveza Saigón. El vino era la bebida de los mayores y la botella vacía, juguete para niños.

De pequeño jugaba con neumáticos usados: ponía los dos palos por el medio y así, con un poco de agua, iba empujando la rueda imitando a los motoristas. No conocíamos muchas cosas, tampoco exigíamos tanto para vivir. Éramos felices con poco, alegres sin nada, sanos sin hospitales. Amparados por una red familiar y por la providencia de Dios.

Era muy divertido bañarse directamente con el agua de lluvia y secarse después junto a la hoguera de la cocina. Un momento apropiado para bromear con seudónimos entre hermanos y para tostar tubérculos o maíz. Solo el que lo ha vivido lo entiende.

La desobediencia no era bien vista. Tampoco hablaban mucho los padres; bastaba una advertencia para la

[2] Medio de transporte ordinario de las ciudades de Guinea Ecuatorial.

disciplina en el hogar y un melongo[3] bien expuesto a la vista de todos. Así era entonces.

No nos hacía falta el dinero para vivir, había vida sin dinero. Los yernos no eran mayores que sus suegros, tampoco los jóvenes se casaban con abuelas; la pederastia era mal vista. Algunas familias forzaban a sus hijas a casarse con personas de edad avanzada; ellas trataban de escaparse de su casa o se iban a Gabón.

Los niños aprendían de sus padres y las niñas, de sus madres. Cuando una costumbre era importada en el hogar y no se reconocía en la familia, se detestaba en grupo y, justo en este momento, salía el melongo de su sitio habitual para cumplir su servicio. No era sentido socialmente como maltrato, era una manera de educar.

Quiero situarme en el tiempo del franco CFA[4], en torno al año 1983. Guinea Ecuatorial se adhirió a la Comunidad Económica y Monetaria de África Central (CEMAC), a la Unión Aduanera y Económica de los Estados de África Central (UDEAC) y, poco después, a la Comunidad Económica de los Estados de África Central, adoptando el franco CFA como moneda en 1985.

Fue muy especial para mí el día en que llevé a casa por primera vez los billetes de franco CFA después de la venta de cañas de azúcar en el mercado transfronterizo de Akombang[5]. Todos los días, durante mis vacaciones, tenía que llevar al mercado algún producto para vender.

Así transcurrió mi infancia.

---

[3] Palo que se utilizaba para castigar y pegar.

[4] Moneda local de África Central desde 1985. Hoy un euro son 650 franco-cefas.

[5] Mercado de Camerún situado entre tres fronteras: Camerún, Guinea Ecuatorial y Gabón.

Adolescente

De mi infancia a mi juventud no guardo memorias considerables de felicidad familiar ni de comodidades, sino recuerdos de vida dura, de aridez, vivida en la inocencia pura. Llevé casi una vida de «lazarillo», pero sostenido en las manos de Dios. Él bendecía, y sigue bendiciendo, mis pasos.

Solo hoy puedo captar el grado de peligrosidad que circundaba mi vida. La inocencia infantil no era capaz de captarlo. Vivía como si fuera la mejor forma de vida. Jugábamos al fútbol algunas tardes, íbamos en grupos a bañarnos en las aguas del río Mehmí y vendíamos también uvas[6], cacahuetes o caña de azúcar en Akombang cuando tocaba hacerlo. Lo hacía yo, también lo hacían otros niños y adultos de cada familia en mi generación. Negocios desde casa.

Los fines de semana esperábamos ansiosos que abrieran las puertas del colegio Jesús María[7] para ver las películas programadas y anunciadas durante la semana.

Así era. Todo parecía felicidad y no conocíamos otras formas de vida. A nadie le preocupaba vivir en una ciudad sin luz, sin agua, sin Internet. Nada de esto echábamos de menos. Esta era la realidad que teníamos y sabíamos vivir con ella. La gente rebosaba de talento, pero no había oportunidades. El programa semanal giraba en torno a las clases, la colaboración en las fincas agrícolas de la familia y llevar al mercado cualquier producto que algún miembro de la familia ponía sobre mi cabeza, sobre todo, mi hermana Teresa. Entre ella y yo no solo había consan-

[6] Fruta de la planta atom, diferente a las uvas de la vid.

[7] Colegio de la congregación femenina *Religiosas de Jesús María* fundada por Claudina Teveneth en Lyon, Francia, 1818. En Guinea Ecuatorial, desde 1951.

guinidad, sino también afinidad y complicidad. Yo hacía sus mercados y ella pagaba mi matrícula de estudios primarios cada año.

«Puedes ser sacerdote»

Toda vocación tiene su comienzo y su punto de referencia en Dios. Se comienza mucho antes el itinerario y puede costar decir con exactitud el momento preciso en que Dios toca la sensibilidad de la persona. En mi caso no fue un único momento. El Señor iba iluminando y tocando a la puerta de mi corazón con signos que yo podía entender. El Señor, cuando llama, habla todas las lenguas y conoce todos los nombres.

Empecé el itinerario vocacional desde pequeño. En medio de circunstancias difíciles, comencé a frecuentar la parroquia más cercana. No había conocido otro estilo de vida. Me llevaba mi madre de la mano a los ensayos del coro donde también se programaban las celebraciones dominicales y las fiestas litúrgicas. Yo, como todos los niños nacidos en el entorno de la catedral de Ebibeyín, vivía en el marco de la parroquia orientado por mis progenitores. Cuando tocaba, jugábamos al fútbol en las grandes explanadas de la catedral; eran largos partidos sin árbitro, donde hacíamos nosotros mismos el reglamento. El partido comenzaba cuando uno traía un balón y terminaba cuando el dueño ya quería irse a casa. Ganaba el equipo que metía el último gol, y el que estaba más gordo hacía siempre de portero. Nadie podía jugar con las zapatillas si todos iban descalzos y, si el balón se iba lejos superando los contornos del campo, lo tenía que ir a recoger el mismo que lo había tirado. También nos gustaban las películas que proyectaban para niños en la parroquia.

Fue una fuente de gran felicidad encontrar acogida en Jesús María. La comunidad se encontraba a pocos metros detrás de la catedral. Con las hermanas aprendí a leer y escribir. Podíamos ver películas sentados en los bancos todos los fines de semana. Allí vi por primera vez *El Príncipe de Zamunda, Rebelión a bordo, Jhoni Ratón* y otras tantas que hasta hoy recuerdo con gusto. Frecuentábamos también el colegio para hacer deporte —fútbol, baloncesto, voleibol— y para repasar, reunirnos en grupos de lecturas o grupos juveniles. Todavía me acuerdo bien del grupo de oración cada viernes con las religiosas y de que me elegían para leer en la catedral en las solemnidades. Guardo un recuerdo especial de la lectura el día de mi Primera Comunión. Por primera vez leí un libro completo: *Yo quise a una chica y me casé contigo,* de Walter Trobisch. Todo era muy hermoso y no hacíamos caso de las dificultades del tiempo. Había muchos niños y sentía que ser sacerdote o religioso era maravilloso.

Los domingos íbamos a misa para ejercer de monaguillos y se podía alcanzar el premio de recortar el pan de ángel —las formas antes de ser consagradas— si te portabas bien. Esto era un privilegio y una responsabilidad de mucha confianza, pues también se podía acceder a los almacenes de los sacerdotes y disfrutar de bananas dulces y cañas de azúcar que los cristianos ofrecían en el ofertorio los domingos, los primeros sábados y fiestas patronales diocesanas.

En este contexto, el párroco de la catedral, Mauricio Nsué Edjang, antropólogo y doctor, hombre sabio y de buen humor, me dijo algo que determinó el comienzo de mi itinerario vocacional y la inclinación al sacerdocio ministerial: «¿Sabías que aparte de jugar al fútbol también puedes ser sacerdote?». Así habló, dirigiéndose a mí. Yo no le pedí explicaciones. Era mi profesor de Religión católica en el instituto, párroco de la catedral y vicario general de la diócesis de Ebebiyín. Me conocía bien. Le debía mucha obediencia y respeto. Me acerqué a él unos días más tarde pues quería saber qué podía hacer para ser sacerdote. No me dijo nada en relación a mi pregunta en el momento, sino que empezó a explicarme lo que era la vida religiosa, el modelo de vida que debe llevar un cristiano espiritual y humanamente. Esto fue lo primero. Me explicó el significado del término «sacerdote» y la diferencia entre clérigos y seglares; la vida religiosa que puede llevar un seglar y la que puede llevar un miembro del clero, como el celibato, la pobreza y la obediencia.

Desde ese momento, empezó a contar conmigo para los viajes pastorales, hasta que, con mi consentimiento, puso mi nombre en la lista para el cursillo de los pre-seminaristas que organizaba en verano el obispo de la diócesis, monseñor Juan Matogo Oyana. A partir de este cursillo, algunos designados por monseñor accedían al Seminario Menor de Ebibeyín. De una veintena de aspirantes, fui uno de los doce admitidos para el seminario el año 1995. Tenía dieciocho años y hacía cuarto curso de bachillerato, antes de la reforma educativa de ESBA[8] y el Bachillerato de ahora.

Después de varias convivencias y experiencias comunitarias, pasamos al Seminario Menor de Bata para hacer quinto, sexto y el curso preuniversitario porque, en aquel momento, no existían estos niveles en Ebibeyín. Mis compañeros de promoción y yo vivimos en Bata esos tres años de formación. Como criterio general diocesano establecido, teníamos que pasar por un año de discernimiento vocacional para acceder al Seminario Mayor. A mí me tocó hacer esta experiencia en Ebebiyín durante el curso esco-

[8] Educación Secundaria Básica.

lar 1999-2000 bajo la dirección y orientación del Rvdo. Mariano Ondó Eyang.

Ebibeyín

El año de experiencia y discernimiento vocacional fue un tiempo de atención a las orientaciones que el Espíritu Santo suscitaba en mí y también de análisis de las razones para dejar o proseguir el camino del sacerdocio. Un año para compartir con los demás la alegría de la llamada de Dios, en la convivencia y en el encuentro con los cristianos dentro o fuera de la jurisdicción pastoral que me había tocado. Fue también un año para crecer en fortaleza, un año para nutrir la capacidad de afrontar las resistencias internas del corazón y las dificultades externas que aparecen por el camino como obstáculos a una respuesta positiva vocacional. Un año de disponibilidad. Quedaban atrás los buenos consejos de sacerdotes, familiares y amigos; era yo quien debía enfrentarme solo a la decisión de seguir al Dios que me llamaba al sacerdocio, y debía ser un sí incondicional.

El sacerdote y el obispo diocesano responsables de nuestra formación debían encontrar en nosotros un perfil humano y unos valores que confirmasen, de alguna manera, nuestra vocación.

Rezaba diariamente pidiendo a Dios fortaleza y mi madre también lo hacía. Me ayudaba a rezar. Viví el año de discernimiento en la ciudad de Ebebiyín juntamente con otros siete seminaristas, una promoción numerosa: Trino Edú Engoga, en la catedral; Miguel Ángel Ondó Nkulu y Kisito Desiderio Ndivo, en el obispado; Emeterio Ndong Obono, Sebastián Mbá Nguema, Jovino Obama Ndong, Godofredo Mbá Elá Obono y yo, en el Seminario Menor. Todos, por la gracia de Dios, pasamos al Seminario Mayor Interdiocesano de Bata y, de los ocho, hoy día seis somos sacerdotes. Cuatro ejercen su sacerdocio en Guinea Ecuatorial y otro y yo, en España.

En Bata

Finalizado el periodo de discernimiento, todos salimos contentos para el Seminario Mayor Interdiocesano *La Purísima* de Bata, el único Seminario Mayor que hasta ahora tiene el país. Dirigía el seminario un equipo de sacerdotes españoles por un acuerdo de cooperación de la Conferencia Episcopal de Guinea Ecuatorial con la diócesis de Ávila. El rector era el padre Felipe Fernández Alía, un hombre de Dios al servicio de los pobres.

Cursé el filosofado y el teologado, seis cursos desde el año 2000 a 2006. No hubo órdenes, ni menores ni mayores. Fueron años muy significativos, de ricas experiencias de vida comunitaria entre compañeros que me gustaría repetir.

La ciudad de Bata la conocía bien. No era la primera vez que vivía allí. Unos años antes ya había cursado en ella el bachillerato y el curso preuniversitario en el Instituto Carlos Lwanga, en tiempos de Bartolomé Ondó Ndong, José Ndong, Roberto Ndjoli Muadakuku, León Mbá Nkogo... de 1996 a 1999. En aquel tiempo, si alguien llegaba al centro un minuto después del himno nacional por la mañana, para entrar, solo quedaba la alternativa de trepar sigilosamente ese alto edificio por las celosías de atrás.

Había explorado muy bien esta ciudad: los atajos y las carreteras principales, los núcleos urbanos y las periferias, las tiendas que tenían precios moderados y las especiales en las que apenas podía entrar. Conocía la ubicación perfecta de la catedral, las parroquias, las capillas y hasta los nombres de sus correspondientes sacerdotes. Por tanto, volver a Bata fue para mí maravilloso porque ya me sentía ciudadano batense.

En el decurso del sexenio que dura el ciclo institucional, disfruté de la convivencia en el Seminario Mayor Interdiocesano, así también de su programación pastoral. Gracias a ella, tuve una experiencia en La Salle de Enrique Nvó, en la parroquia San Juan Bautista, con los niños de Primera Comunión durante dos años; otra con los Salesianos de María Auxiliadora de Bisa con los jóvenes de Confirmación durante tres años, y en el último curso me dediqué a la pastoral en los poblados adyacentes de Bata, acompañando al padre Ildefonso, mi profesor de Teodicea en La Purísima. Allí adquirí experiencias y conocimientos que me ayudaron, y me siguen ayudando, en el servicio pastoral. En los poblados, la pastoral consistía generalmente en promoción humana, convivencias juveniles y celebración de sacramentos.

Bata no tenía asfalto, tampoco se había construido la central hidroeléctrica de Djibló que actualmente abastece a toda la región continental del país. La falta de carreteras asfaltadas, agua corriente y luz afectaba no solo a las ciudades del interior, sino también a la capital del litoral, convertida ahora en la ciudad industrial y económica de Guinea Ecuatorial.

Por qué me hice sacerdote

Muchos me han preguntado por qué me hice sacerdote. El sacerdocio ministerial no fue una iniciativa personal, sino, ante todo, un proyecto de Dios para conmigo. La orientación inicial propiciada por el párroco de la catedral hizo que empezara a encontrar motivos y razones para optar por la vida religiosa y el seguimiento a Cristo desde el sacerdocio ministerial.

«No sois vosotros los que me habéis elegido, soy yo quien os he elegido», podemos leer en *Jn* 15, 16. Es Cristo quien elige y llama con autoridad, con poder y en libertad a los que Él quiere. Escuché muchas veces que, para seguir esta vocación, hay que tener ciertas cualidades humanas, también que debía ser perfecto. Pero otras tantas he escuchado que Dios hace de las piedras hijos de Abraham (*Mt* 3, 9). Dios llamó a Simón y, conociendo su debilidad, le llamó Pedro y le hizo «piedra». Judas, como los demás discípulos, tampoco era santo. Jesús lo sabía, pero llamó también a Judas. Si Judas hubiera querido y se hubiera arrepentido, su pecado no le habría impedido ser apóstol, como a Pedro tampoco se lo impidió su negación. O como a Pablo, que fue perseguidor de los seguidores de Jesús.

En el Antiguo Testamento encontramos el caso del profeta Jeremías, la tartamudez de Moisés, el desconocimiento de Samuel. Y es que Dios se sirve de pecadores y pequeños para instruir a su Iglesia. Bautice Judas o bautice Pedro, es Cristo mismo el que bautiza, porque el centro no somos nosotros. Cristo llama porque quiere, llama libremente, llama porque ama y nos ama a pesar de nuestras debilidades.

En la llamada de Dios podemos descubrir todavía el misterio mismo de su Encarnación porque, cuando llama, lo hace con un lenguaje asequible, con un lenguaje apropiado a la situación y a la condición de cada uno: a los sencillos pastores en la Navidad los llama con el mensaje de un ángel; a los magos astrólogos, con una señal en el cielo, una estrella; a los habitantes de Jerusalén, con el rumor callejero de que ha nacido el Hijo de Dios; al rey de los judíos, Herodes, con una noticia alarmante de que ha nacido su posible sustituto; a los escribas y fariseos, con la invitación de Herodes a consultar a los sabios de Israel para averiguar dónde nacería el Mesías... Dios sigue llamando a cada puerta, a cada corazón y es bueno responder con el sencillo sí de María.

Jesús de Nazaret, con su vida y su palabra, revela la voluntad de Dios Padre. Él quiere que todos los hombres se salven y lleguen al conocimiento de la verdad en Jesucristo. Entonces, me di cuenta de que mi vida podía ser buena y fecunda si me identificaba con Cristo, trabajando con Él para llevar su verdad a todos los hombres tal como Dios quiere.

Por otra parte, en la vida, todos queremos hacer algo grande, algo especial, algo bueno para otros. Pues a mí me pareció muy grande, especial y bueno el sacerdocio ministerial, cuando supe que el sacerdote es un hombre de Dios y que los dones que Dios le confiere no son transitorios ni pasajeros, sino estables y perpetuos. Es decir, una vez sacerdote, sacerdote para siempre (*Sal* 110, 4). El sacerdote tiene como misión producir luz y calor donde hay oscuridad y frialdad, es mensajero de amor y de paz. Entender esto y no aceptar la llamada sería, por mi parte, soberbia e insensibilidad. Dios me convenció y me sedujo.

Entre bastidores

Es una suerte encontrar en la familia aceptación y estima en los primeros días después de comunicar mi posible vocación al sacerdocio y los sentimientos que esto me producía. Cuesta mucho encontrar un Elí[9]. Lo normal es encontrar el rechazo y la dificultad, el desprecio y el silencio despectivo y, muchas veces, hasta la ruptura violenta con la familia, porque el sacerdocio no promete a esta ninguna comodidad ni soluciones económicamente rentables. Así reaccionó Pietro Bernardone, el padre de san Francisco de Asís.

Se empieza el camino vocacional entre dificultades y se va encontrando poco a poco el apoyo moral y espiritual, hasta que se descubre que la vocación no es únicamente responsabilidad personal ni de la familia, sino que Dios mismo está «entre bastidores».

Toda vocación empieza como la de Abraham: se desconoce el camino y la meta, pero, como es obra de Dios, Él mismo se va revelando y va orientando la llamada del primer día. Pone mediaciones, pone también personas por tu camino y te guía por medio de acontecimientos y situaciones elocuentes de la vida ordinaria. Dios nunca abandona su proyecto ni deja a medias sus acciones, las lleva a su término. A los que Él llama, los prepara, los acompaña, los fortalece para momentos de debilidad o caída. De tal manera que, durante el proceso vocacional, puedes tener un millón de razones al día para arrostrar o abandonar la vocación, pero siempre permanece la voz de Dios que te llama y te ayuda a seguir para el servicio de los hermanos en la Iglesia.

Se emprende el camino en el desconocimiento, se deja detrás familia, amigos, el pueblo; algunos dejan su país, su prestigio social, superan los sentimientos de dolor que estas «pérdidas» producen para responder a la llamada de Dios. Gracias al acompañamiento de otros sacerdotes,

---

[9] «Y dijo [Elí] a Samuel: "Ve a acostarte. Y si te llama de nuevo, di: 'Habla, Señor, que tu siervo escucha'". Samuel fue a acostarse en su sitio» (*1 S* 3, 9).

pude descubrir que el sacerdocio es algo humano, no de héroes; exige fortaleza, desprendimiento, donación completa al estilo de Jesús de Nazaret. Supe también que el final del seguimiento de Jesús es la entrega, la cruz, pero es un camino que conduce a la victoria, a la glorificación de Dios y a la felicidad de los hombres en virtud de su Resurrección.

Desde el comienzo de la experiencia vocacional hasta mi vida como sacerdote he hecho muchas cosas buenas que quizá no pueda ni siquiera recordar. Celebré mi Primera Misa después de mi ordenación y más de mil eucaristías; administré sacramentos, fui testigo de matrimonios canónicos y organicé coros de animación litúrgica. Dirigí ejercicios espirituales, di catequesis, compartí juegos con los niños de Primera Comunión, expliqué gramática a los jóvenes, enseñé a cantar en gregoriano, prediqué charlas cuaresmales, de adviento y de moral católica. Organicé procesos de arbitrajes en los conflictos matrimoniales para una pastoral familiar, construí aulas de clases. Dirigí el Seminario Menor, llevé la dirección de un internado de niños y un centro escolar de 630 alumnos de preescolar y primaria.

Pueden parecer cosas sencillas y humildes, pero lo cierto es que quise emprenderlo todo para el bien de la Iglesia y buscar la felicidad de las personas que me rodeaban. Es posible no ver todos los frutos de mi trabajo, pero muchos sabrán lo que ha podido significar en sus vidas.

San Francisco Javier de Nkué Efulán

Los ministerios laicales de lectorado y acolitado los recibí fuera del seminario, en mi primer destino pastoral, en San Francisco Javier de Nkué, distrito de Mikomeseng en Guinea Ecuatorial. Allí conocí a M.ª Dolores Moreno,

Luisa González y Carmen Soto, de la Institución Teresiana, una Asociación Internacional de Laicos fundada por san Pedro Poveda en 1911. Desde entonces guardo buena memoria, amistad y devoción a este santo de Linares. Había comunidades religiosas, entre ellas las Misioneras de María Inmaculada, las hermanas del Monasterio Carmelita de Santa Teresa de Jesús y los padres claretianos. Ellos son los responsables de la misión y los encargados de la organización de la vida comunitaria desde tiempos remotos. El patrono es san Francisco Javier y su fiesta se sigue celebrando hasta hoy con gran animación cada 3 de diciembre.

Yo compartía la vida comunitaria con los claretianos y hasta hoy me vincula una deuda de gratitud por la convivencia, la amabilidad y la entusiasta acogida de Luis Nsue, Celedonio Obama y el difunto Acacio, todos sacerdotes claretianos de feliz memoria.

En mi primer año de pastoral diocesana ejercí de formador del internado San Francisco Javier y fui maestro contratado de primaria en el centro escolar del mismo nombre dirigido por la Institución Teresiana. Ellas me ayudaron a adquirir procedimientos educativos y de promoción humana en mi tarea profesional con los muchachos. Y un año después, cuando el antiguo director del internado, Federico Alogo Nvó, tuvo un nuevo encargo pastoral, me nombraron director del mismo internado hasta 2009.

Los demás compañeros de promoción se quedaron destinados en Ebebiyín y a mí me enviaron al Internado San Francisco Javier de Nkué Efulán en calidad de formador y profesor, siendo monseñor Matogo obispo titular de Bata y administrador apostólico de la diócesis de Ebibeyín.

Nkué Efulán es un municipio situado entre tres ciudades. Se ubica en la provincia de Kie-Ntem y tiene una población estimada de 14.955 habitantes. Hacia Ebibeyín se encuentra la ciudad de Mikomeseng; hacia Mongomo (Wele-Nzás), la ciudad de Añisok; y hacia Bata, la ciudad de Niefang (Centro-Sur). Son las ciudades más cercanas. Nkué Efulán es el encuentro y cruce de tres provincias, un municipio popular, hospitalario y cosmopolita desde la antigüedad; prestigioso y tradicional centro religioso en donde trabajan vivamente varias comunidades religiosas. Está situado en la misión de la congregación de los Misioneros Hijos del Inmaculado Corazón de María —claretianos— en la parte central y sur de la región continental.

Según las fuentes de consulta, la Iglesia primitiva de Nkué se construyó en 1924 en calabó[10] y la moderna se empezó el 4 de agosto de 1937 y se terminó en 1958, inspirada en las basílicas romanas.

La mayoría de la población de Nkué es de raza negra, de origen bantú de la etnia *fang* y habla el dialecto *ntumu*. En general cuenta con una población mayoritariamente católica[11]. En Nkué no conocí la presencia de ninguna otra religión, ni evangélicos ni pentecostales ni islámicos que, en porcentajes menores y sin arraigo, pueden hallarse en las grandes ciudades del país. Se reconoce que los altos porcentajes del cristianismo en Nkué, como en todo el país, se debe a la temprana influencia de España en la zona.

Todavía se mantiene el culto litúrgico. El domingo y los festivos son los días de máxima afluencia y concentración de creyentes de todas las edades. Se destaca la ani-

[10] Madera del árbol *asing*. Fácil de manejar para la construcción.
[11] El 80% de la población de Guinea Ecuatorial es formalmente católica.

mación litúrgica con el canto en lengua propia, en español y en latín ocasionalmente. Para el canto en la lengua africana se utiliza el *mendjang, nbeiñ* y *ññess;* para el canto español se tocan la guitarra, el órgano y la pandereta, entre otros instrumentos. Así rezaba el pueblo de Israel, así rezaba también la comunidad cristiana en San Francisco Javier de Nkué.

> Los instrumentos musicales pueden ser de gran utilidad en las celebraciones sagradas, ya acompañen el canto, ya intervengan solos (*Musicam Sacram,* 62).
>
> El empleo de instrumentos en el acompañamiento de los cantos puede ser bueno para sostener las voces, facilitar la participación y hacer más profunda la unidad de la asamblea (*Musicam Sacram,* 64).

Unos meses más tarde llegó otro compañero, Jorge Nguema, de nacionalidad camerunesa, para sumarse al equipo en calidad de profesor y formador del mismo internado.

Fueron años muy difíciles. Dedicaba muchas horas al acompañamiento de los muchachos en un internado con una infraestructura muy antigua que exigía reformas urgentes. Tampoco eran suficientes dos formadores para cuarenta chicos de entre 10 y 18 años. Me sentía fuerte, lo intentaba todo y contaba con una salud de elefante. Nuestra tarea se articulaba en torno a la educación integral en valores humanos y cristianos. Ayudábamos a los muchachos a obtener buenos resultados académicos, organizábamos charlas, encuentros, convivencias, juegos y otras actividades pedagógicas con la finalidad de generar en ellos solidaridad, servicio, respeto, alegría, generosidad, aceptación del otro, perdón, amor…

Yo no era todavía sacerdote, sino solo diácono y ya llevaba años esperando de la Iglesia la fecha de mi ordenación sacerdotal en silencio y con paciencia.

Los días lectivos ejercía de maestro en los niveles de secundaria y en varias materias: Religión Católica, Lengua Española, Ciencias Sociales y Educación Física. En Guinea, toda la educación pública es obligatoria y gratuita hasta los catorce años y depende del Ministerio de Educación. Existen también centros privados y católicos, pero en el municipio de Nkué, el Centro Escolar San Francisco Javier, bajo la buena dirección de la Institución Teresiana, sobresalía por su popularidad y su tasa de matrícula y contaba con un salón de actividades formativas, con el nombre de Juan Fuster Zaragoza, administrado por la misma institución.

Dado que el español es la lengua oficial de Guinea Ecuatorial, los centros educativos imparten las clases en español, siguiendo un sistema similar al sistema educativo de España: Ed. Infantil, Ed. Primaria, Ed. Secundaria Básica (ESBA), Bachillerato y una prueba de selectividad que da acceso a la universidad. En el centro San Francisco Javier, los jóvenes podían cursar hasta terminar la ESBA.

El éxodo rural y la atracción por la ciudad creaban ausencias y traslados dejando bajas no solo en el centro educativo y el internado, sino también en todas las actividades que se desarrollaban en Nkué: los equipos locales de fútbol, coros de animación litúrgica… Los jóvenes, al terminar la Secundaria Básica, debían irse a la ciudad a continuar estudios para volver solo en momentos de vacaciones, fiestas patronales, fallecimientos u otros acontecimientos. Algunos casi nunca volverían hasta después de muchos años.

No fueron momentos fáciles para mí. Aun así, gozaba de una salud corporal de elefante; la neurofibromatosis todavía no había aparecido. Me sentía animado para afrontar las adversidades que uno puede encontrar sin querer en los primeros años de práctica o experiencia pastoral. Sabía que la disposición es parte del éxito y por esto tenía que disponerme para todo con la finalidad de hacer todo lo mejor posible. Junto al fútbol me gustaba también jugar al voleibol y, cuando surgía la oportunidad, cogía la bicicleta para hacer kilómetros ida y vuelta por carretera. Me sentía fuerte y no me dolía nada, pero pronto comenzaron a presentarse algunos problemas físicos: una infección de piel en la nuca causada por negligencia en una peluquería pública y un trágico accidente de coche que provocó revisiones en el hospital. Era mi primer coche y se estropeó completamente a los tres meses de uso. Acompañaba de noche al Hospital de Mikomeseng a una niña aproximadamente de un año que presentaba convulsiones con señales de muchísima gravedad. Con prisa, su familia y yo salimos de Nkué a Mikomeseng. No supe descubrir hasta hoy si fue el susto, el cansancio de la noche, la conducción o el estado de la carretera lo que causó el accidente. No hubo pérdidas de vida alguna, tampoco heridas considerables, pero ahora sospecho que este accidente fue el motivo de la aparición de los primeros síntomas de neurofibromatosis que ahora padezco.

Después del accidente fui a uno de los mejores hospitales del país: La Paz. No tenía daño alguno en principio, pero el médico localizó dos tumores en el canal de la médula espinal y, para confirmar la naturaleza de estos tumores, me vi obligado a viajar a España. En caso de confirmarse el diagnóstico, sería necesario contemplar un tratamiento o intervención quirúrgica. Era la primera vez que salía de África; fue en el año 2009. Tuve que volver a Guinea Ecuatorial sin operarme, hasta mejorar la previsión económica. No me quedaba otra que volver a mi país de origen; no era momento de tramitar el permiso de residencia en un momento en que no conocía a mucha gente.

Una larga espera y un viaje repentino

Antes de irme a España, en 2008, me había ordenado diácono en Ebibeyín en tiempos de monseñor Juan Matogo, quien me había propuesto la dirección de un internado en Mongomo, pero ya no se llevó a efecto. El hecho de recibir esta ordenación supuso un avance considerable y definitivo para mí, porque llevaba varios años esperando la ordenación diaconal. Un año después me fui a España y al regresar me quedé a vivir en el Seminario Menor Juan Pablo VI de Ebibeyín, realizando servicios pastorales en la catedral. Fue un tiempo breve pero largo, lleno de dudas y preocupaciones: no llegaba el momento de la ordenación sacerdotal que ansiaba; la diócesis de Ebibeyín no tenía obispo, y yo tampoco tenía una pastoral bien definida como en Nkué hasta la consagración del nuevo obispo diocesano, monseñor Juan Nsué Edjang, de cuyas manos recibí más tarde la ordenación sacerdotal y la potestad de jurisdicción.

Me ordené de sacerdote el día 13 de agosto de 2011 y al día siguiente celebré la Primera Misa. El día 15 concelebré con mis compañeros la festividad de la Asunción en la Catedral dedicada a la Virgen de Begoña.

El día de mi ordenación sacerdotal sigo diciendo que ha sido el día más bonito de mi vida, el día más feliz, único e irrepetible. Por la felicidad que rebosaba en mi interior rompí a cantar en la catedral después de las palabras de agradecimiento. Sin duda alguna, fue toda una maravilla, fruto de la perseverancia.

Tres días después de la ordenación, recibí el nombramiento de rector del Seminario Menor de Ebibeyín, el lugar en donde yo había hecho la experiencia de discernimiento antes de acceder al Seminario Mayor. El padre Demetrio Ntutumu, un experto en moral y doctrina social de la Iglesia, con acierto y dedicación, se ocupaba de la dirección espiritual de los seminaristas.

Con este nombramiento entendí el grado de confianza y credibilidad que el ordinario del lugar depositaba en mí. Debía dirigir y representar un seminario en el ámbito canónico y civil, certificar ante el obispo diocesano la idoneidad de las vocaciones de los muchachos. Puse todo mi ser, mi disponibilidad, entrega, alegría y el ánimo propio de un sacerdote recién ordenado. Cuidaba la predicación ordinaria de la Palabra de Dios, la formación espiritual, el acompañamiento de los seminaristas en las horas de estudio, en los trabajos comunitarios, en las comidas y en los momentos de deporte y convivencia. Teníamos una programación anual que recogía todas las actividades del curso académico del seminario donde participaban laicos y otros sacerdotes.

Entre otras actividades, me queda todavía nostalgia de los momentos de adoración al Santísimo y los divertidos ensayos del canto gregoriano con los chicos. Algunos de ellos ya son sacerdotes y diáconos de la Iglesia. Logramos cantar sin partitura y de memoria cantos como el *Veni creator, Salve regina, Pater noster, Sanctus, Kyrie*… Fue un momento maravilloso, encantador, pero muy breve porque el mismo año empecé a tener dificultades de movilidad a causa de las afecciones medulares, hasta el extremo de volver a España, pues urgía la cirugía.

Mi estado de salud despertó la actitud de colaboración e interés en muchísima gente: obispos y sacerdotes, familiares y amigos, conocidos y desconocidos, autoridades civiles y militares. Gracias a todos ellos, pude operarme en la clínica CEMTRO[12] de Madrid con el doctor Mata González. Muchas gracias, doctor, por su habilidad y profesionalidad.

Aquella experiencia fue difícil para mí, pero pude atravesarla gracias a Dios y a la destreza de los sanitarios. En esta situación descubrí que las cosas pueden cambiar en un instante. Nada es estable. «Todo cambia y nada permanece», decía Heráclito de Éfeso, un filósofo griego presocrático.

Gracias

Tenía que resolver muchísimas cosas en poco tiempo: el pasaje, pasaporte, mi residencia en España, concretar citas médicas, trámites interdiocesanos, la previsión económica… La patología avanzaba con rapidez y la sensación de dolor se agudizaba en cada instante. Todo esto era difícil y casi imposible de controlar por mi parte.

Yo no podía costear todo esto. Mi familia, tampoco. Pero sin saber cómo, llegaban las donaciones de todos, también de parte del Gobierno y las autoridades como expresión de solidaridad en ciertos casos. Con todo el apoyo recibido, viajé a tiempo y me operé sin grandes dificultades en la clínica CEMTRO. Gracias, agradezco el acompañamiento de monseñor Juan Nsué, pues gracias a su gestión encontré respuestas positivas y una entusiasta acogida en la Residencia Sacerdotal San Pedro en Madrid, especializada en cuidados de rehabilitación, geriá-

[12] Centro Europeo Médico Traumatológico Rehabilitador y Ortopédico.

tricos y paliativos. Estaba enfermo y con mucho dolor, pero recibí un servicio especial tanto en la clínica como en la residencia sacerdotal en donde pasé el postoperatorio durante cuatro meses largos. Después, regresé a Guinea.

Agradezco a la Arquidiócesis de Madrid y a la Vicaría, que me acogieron y facilitaron todos los medios posibles para mi recuperación. Recibí todas las atenciones pertinentes del vicario don Justo Bermejo, que en paz descanse; agradezco su hospitalidad.

2. REGRESO A GUINEA ECUATORIAL

Entre Ebibeyín y Mongomo

Después de la operación, volver a Guinea vivo y con salud fue todo un acontecimiento de gozo y alegría para mí y para todos. Me llegaban invitaciones frecuentes. Todo el mundo quería verme y hablar conmigo, había vuelto con vida a mi tierra. A menudo me iba a comer con el obispo, los compañeros sacerdotes me sorprendían con alguna fiesta sencilla y la familia expresaba su alegría con mesas y sentadas agradables… y asimismo, los donantes y bienhechores. Esta entusiasta acogida influyó sobremanera para que mi recuperación fuera completa en tiempo récord con la gracia de Dios. Me sentía querido, seguro y con autoestima.

Después de unas breves semanas de alegría compartida con gente allegada, me hicieron salir de Ebibeyín a Mongomo para completar el tiempo de reposo en la Basílica La Inmaculada. Ocho meses después de mi recuperación y descanso, volví al seminario de Ebibeyín para retomar mi actividad pastoral. Fue muy especial para mí volver a compartir otro año con los seminaristas que había dejado por largo tiempo. Pero al año siguiente me destinaron a San Pedro Apóstol de Mokom. Era un pueblo de difícil acceso en aquel momento. Pertenece al distrito de Mikomeseng y hace límite con el distrito de Nsok Nsomo. Un pueblo en medio de una selva tropical. Fue una estancia breve de dos años, dos meses y dos semanas.

Cuando empezaba a conocer el lugar y sentirme a gusto, llegó otro destino con otra encomienda pastoral en Nuestra Señora Virgen de Guadalupe[1] en la ciudad de Mongomo, en calidad de vicario parroquial y director del colegio diocesano que lleva el mismo nombre. Fueron años de mucho trabajo. Se trataba de recuperar la identidad escolar de un colegio diocesano antiguo que, por circunstancias desconocidas, empezaba a perder su renombre y su actividad propiamente escolar. Muchísimo agradecimiento a mi compañero, el párroco Nicéforo Obama Eyene. Nada mejor que disfrutar de una sana convivencia entre compañeros en un destino pastoral.

El Señor bendijo aquel programa escolar y recuperamos el estatus y su reinserción con todos los derechos en ACEGE[2]. En el año 2017, Mongomo fue constituida diócesis. La llegada del primer obispo, monseñor Juan Domingo Beká, trajo un nuevo empuje y vitalidad a la Iglesia en Mongomo: reformas, nombramientos, convivencias, visitas pastorales, celebraciones, catequesis, programaciones conjuntas, creación de parroquias y zonas pastorales, y la creación de la Facultad de Psicología y Ciencias Sociales. Era necesario que llegara un obispo a Mongomo para propulsar el renacimiento de la comunidad cristiana de la zona.

En este momento me hicieron delegado diocesano de Enseñanza y Educación, cargo que solo pude ejercer durante un año. Me sorprendieron otra vez con la concesión de una beca de estudios en materia de Derecho Canónico en la Universidad de San Dámaso de Madrid.

---

[1] Parroquia de la diócesis de Ebibeyín, en este momento.
[2] Asociación Católica de Enseñanza de Guinea Ecuatorial.

Todo muy complicado

En 2018 ya estaba en Madrid, satisfecho de los servicios de Ceiba Intercontinental[3] y de ser becario en España. Días antes de comenzar las clases, me fui a la consulta del doctor Mata González con la finalidad de empezar tranquilamente el curso, pero desgraciadamente me anunciaba, una vez más, un ingreso y cirugía urgentes. No podía empezar las clases ni volver a mi país. Me sentía alarmado, pero deposité todo en las manos de Dios.

La operación salió muy bien, como siempre, y empecé las clases y la actividad pastoral en la fecha establecida. Todavía perdía un poco el equilibrio y anduve con muletas durante varios meses. Vivía en Puerta de Toledo, en la parroquia San León Magno, y estaba adscrito en la parroquia Nuestra Señora de Europa, a pocos minutos de mi casa, en la calle Paseo de Juan Antonio Vallejo-Nájera Botas. No era necesario coger el metro ni el bus para ir a la parroquia y la universidad.

Pasé todo el verano en Madrid después del primer curso. Faltaban cuatro días para empezar el siguiente, y una mañana, al salir de la universidad, recibí un mensaje de la Fundación Jiménez Díaz de la Seguridad Social donde me anunciaban la hora y fecha de ingreso para una cirugía programada de un fibroma abdominal en la zona retroperitoneal. El doctor Villarejo de cirugía general y digestiva me hacía el seguimiento de la evolución de mi neurofibromatosis múltiple y sospechó que aquel fibroma podría obstruirme el intestino en caso de que creciera. Era mejor operar para prevenir la gravedad. En esta revisión encontraron otros problemas que, en el momento, no suponían urgencia. Podía llevar una vida normal.

---

[3] Aerolínea de Guinea Ecuatorial, entonces recién estrenada.

El mismo fibroma dorsal operado en 2011 y en 2018 había vuelto a crecer y comprimía otra vez el cordón medular. Debía ser operado por tercera vez.

Todo demasiado complicado. Estudiar nunca ha sido fácil ni simple. Los estudios exigen dedicación plena, compromiso y mucho trabajo. Tan solo mirar el volumen de los textos de Derecho Procesal, Derecho Matrimonial... me asustaba. Sentía de forma elocuente que no había espacio ni para sol, ni para sombra. En clase debía prestar mucha atención porque en España la gente habla rápido; tenía que tomar buenos apuntes, planificar con antelación los exámenes y trabajos, preparar el servicio pastoral y darme un tiempo para descansar. No me quedaba otra. Deseaba cuidar la dimensión espiritual, rezar y participar en los retiros mensuales para sacerdotes estudiantes de Madrid. Muy complicado todo esto para mí.

Solo faltaban cuatro días para el comienzo de las clases y ya tenía todo preparado para el primer día de clase de un alumno de segundo año de Derecho y las ganas de empezar el curso con buen pie. No tenía síntomas de nada, tampoco me dolía nada. Acepté operarme porque el médico me aseguró que la operación no tenía ninguna complicación visceral.

Me fui al hospital por mi propio pie a las 12 del mediodía acompañado de Alejandro, ahora sacerdote, y de una amiga de la parroquia, Isabel, muy creyente. Una hora después me operaron del fibroma abdominal retroperitoneal gigante y el mismo día de la operación ya no podía quedarme de pie. Como se dice en castellano: «fui por lana y volví trasquilado».

Me hicieron la primera cirugía del fibroma abdominal y desperté con impotencia funcional de la pierna, causada por la lesión de un nervio, y con incontinencia de orina. Debía hacer rehabilitación para fortalecer la musculatura del cuádriceps derecho y resolver el problema de la degeneración muscular producida por la lesión del nervio y por el largo periodo de hospitalización posterior después de la cirugía abdominal.

Estaba muy roto por dentro y disminuido físicamente. Me fui a casa con muletas y una sonda vesical por incontinencia. Así empezaba una vida de sufrimiento crónico y de dolor. Antes de cumplir una semana, me caí en casa y tuve que volver al hospital por urgencias. Dos meses después, volvía a ser intervenido, esta vez en neurocirugía. Era la misma operación que en CEMTRO, pero ahora en manos de otros profesionales. Empezaba a contar semanas y no me recuperaba. Estaba destrozado física y psicológicamente, pero tenía que seguir adelante.

Ya no podía extender la rodilla ni mantenerme en pie. Sentía el dolor propio y natural de una operación reciente y además llevaba una sonda vesical. No me sentía bien. Y así pasaban los días, contando ingresos y altas médicas. Tampoco podía asistir a clase.

Llegado este momento, puedo decir que la actitud que me ha ayudado a sobrellevar con dulzura este horrible recorrido ha sido y es la fe en Jesucristo. Como dijo san Pedro Poveda, mi vida puede cambiar, pero mi fe en Jesucristo es para siempre, no la cambio por nada.

A mí me sostiene la fe en Jesús y siempre me ha sostenido. No sé qué habría sido de mí si no conociera el misterio de Dios en su hijo Jesucristo por la fe. Por esto agradezco ante todo a mi familia y al entorno parroquial, pues fueron claves en mi encuentro con Cristo y en mi proceso vocacional. La fe es como el aire que respiro, como la palabra que me nombra y me dice quién soy. Despierto o dormido se mantiene la palabra y el aire, y así también la fe. Ella es la que nutre mis proyectos, la que da sentido a mi vida y hace que yo actúe de una forma determinada ante los acontecimientos tanto ordinarios como extraordinarios. Por la fe, la podredumbre se torna dulcedumbre.

Comienza la pandemia

Hay que reconocer que las dos operaciones dejaron secuelas muy considerables. Ninguna fortuna hay tan buena que de ella no haya queja. Con este cuadro, empecé el turismo hospitalario: de la Fundación Jiménez Díaz al Hospital de Guadarrama de estancia intermedia; del Hospital de Guadarrama al Nacional Parapléjico de Toledo; y de Toledo, al Instituto San José de Madrid con los hermanos de San Juan de Dios donde estoy ahora trabajando para mejorar la movilidad.

Como dije, no podía extender la pierna por una lesión de segundo grado conocida con el nombre de «axonatmesi». La propuesta terapéutica consistía en tratamiento de fisioterapia para recuperar la musculatura y fortalecer el cuádriceps derecho y así mejorar la capacidad motora y el equilibrio estático, por esto me fui primero al Hospital de Guadarrama en la sierra de Madrid. Y después de Guadarrama, me trasladé al Hospital Nacional de Parapléjicos de Toledo, en Castilla la Mancha.

Justo en este periodo, a comienzos de mi proceso rehabilitador, llegaba la pandemia del Coronavirus a España en febrero de 2020. El virus SARS afectó a todo el mundo. Las personas que no daban positivo ni presentaban un cuadro clínico de síntomas padecían las consecuencias con medidas de confinamiento. La situación de pandemia supuso también crisis económica para muchos.

En mi caso, estuve recluido en la habitación del hospital. Todo se paralizó: el gimnasio, la piscina, el comedor, la celebración eucarística... de tal modo que ningún paciente podía seguir con normalidad los tratamientos y cuidados que exigían sus enfermedades. Fue un momento especialmente horroroso.

Entre tantos incidentes, muchos podrían preguntarse cómo he vivido esta situación. Y, en verdad, la respuesta no sería otra que gracias a la fe. Me aportó paciencia y tranquilidad. Gracias a ella encontré sentido a mi situación «sin sentido» y, paradójicamente, llegó la alegría, para no vivir con algo «entre ceja y ceja».

El amor es sencillo

A nadie le gusta sufrir. El sufrimiento llega sin llamarlo. Pero quien sigue a Jesús aprende a aceptar con dulzura cualquier sufrimiento y a llevar la cruz con una actitud positiva. Jesús es camino de salvación para toda persona, para la humanidad entera. No se puede tener a Cristo como Señor sin acoger la cruz[4]. La cruz aparece en el camino del seguimiento de Jesús como condición muchas veces ineludible. No hablo de una cruz ornamental, ni siquiera ideológica. Hablo de la capacidad de entrega personal para hacer el bien a los demás, asumiendo la cruz que implica por amor; la capacidad de pensar no solo en uno mismo, sino en los otros; la actitud positiva ante la adversidad, la donación, la disponibilidad, la solidaridad, el amor a todos… Todo aquel que pierde la propia vida para un bien común la salvará; se pierde para ganar en Cristo. Todo esto es don del Espíritu Santo y el hecho de hacerlo bien no depende de nosotros mismos.

A mí no me gusta estar enfermo, pero no quiero quejarme ni preguntarme por qué me ha tocado a mí esta fastidiosa faena. Ni a mí ni a nadie le gusta.

[4] «Si alguno quiere venir en pos de mí, que se niegue a sí mismo, tome su cruz y me siga» (*Mt* 16, 24).

Me pregunto de dónde me viene la cruz. Como creyente, ¿tiene sentido hacerme esta pregunta? Creo que la vida de seguimiento de Cristo supone cargar con la cruz, tarde o temprano. ¿Cómo hacerlo? Como cargó Jesús su cruz. En mi vida reconozco demasiadas cruces: mi nacimiento en un contexto pobre, la enfermedad y el dolor, el vivir lejos de la familia y fuera de casa, el estar recluido en los hospitales durante varios años... Son demasiadas cruces para una criatura débil e indigente que espera únicamente en la providencia de Dios. «Quien a Dios tiene, nada le falta», decía santa Teresa de Jesús.

Tener al Señor de mi parte, verdaderamente, es tenerlo todo y estar en buenas manos. Como persona creyente ya sé que la vida constantemente nos presenta pruebas y cruces; creo que se trata de cargar, superar y continuar. Es posible que en algún momento me falten fuerzas, pero lo que nunca me faltará es la mano misma de Jesús, el amigo que nunca falla. Siempre me espera para reponer y recargar energía en los momentos de debilidad y cansancio. Por esto, en el desierto de mi vida, sé que no estoy solo, me acompaña y me conforta por medio de la gente buena que va apareciendo por mi camino; le puedo ver, le puedo tocar. Dios está aquí conmigo.

Aparecen de forma progresiva buenos apoyos a mi propia habilidad y esfuerzo. Aparecen buenos amigos que me rodean y cuidan. Y no puedo dudar de que es la compañía del Dios Padre Bueno y su Espíritu la que va abriendo estos caminos. No sé cómo he llegado hasta aquí. Nadie hace el bien por sí mismo, si esta fuerza no le viene dado de lo alto (*Jn* 19, 11). «Nadie puede decir: "¡Jesús es Señor!", sino por el Espíritu Santo» (*1 Co* 12, 3).

Si me preguntaran si alguna vez me he quejado o enfurecido, tendría que contestar que no puedo quejarme de nada, tampoco puedo enfurecerme. Como ya he dicho, no me alegro de estar enfermo, pero tampoco me quejo de nada ni de nadie. Tampoco me quejo de la humillación que supone estar enfermo o disminuido. Reconozco que no puedo aprender a ser más humilde de otra forma, sino a través de las humillaciones que diariamente padezco. Ser humilde es también vivir en verdad. La verdad nos hace humildes. Por esto, no me quejo ni me revelo en contra de Dios ni de nadie. Dios me está enseñando con una historia de amor; tengo que esperar, confiar y aprender. Esperar en el Señor nunca puede defraudar.

Por otra parte, también recuerdo el *Himno del Cristo del Calvario,* de Cristóbal Fones, repetido muchas veces en el Seminario con el padre Felipe: «... cómo voy a quejarme de mis pies cansados si veo los tuyos destrozados; cómo mostrarte mis manos vacías, cuando las tuyas están llenas de heridas; cómo explicarte a ti mi soledad, cuando en la cruz alzado solo estás...». Y termina asegurando que «el dolor es la llave santa de su santa morada». Entonces, en vez de enfurecerme y revelarme por el dolor, puedo aprovechar la ocasión para agradecer, rezar y hacer el bien. El secreto de la vida cristiana es amar haciendo siempre el bien no solo con palabras, sino con obras, tanto en la salud como en la enfermedad. Los enfermos también podemos amar.

Los cristianos hemos de descubrir creativamente cómo realizarnos como creyentes en medio del dolor y del padecimiento. Ahora que estoy encamado, se ha consolidado en mí la convicción de vivir siempre amando a la manera de Jesús. Creo que en la enfermedad puedo ofrecer mi dolor por los cristianos, por la unidad de mi propia familia y por otros tantos hermanos que comparten la misma situación ahora conmigo.

Puedo cuidar también la alegría: es decir, estar en la cama del hospital, pero con cara sonriente. Pienso que esto también es amor perfecto. Si a mi compañero de habitación le gusta el silencio para descansar, ¿por qué no voy a quedarme en silencio para que descanse mejor? ¿Por qué no voy a sonreírle? Sí, esto también es amor del bueno. El amor es respeto, es compartir, es comunicación, es comunión entre conocidos y desconocidos, es sonreír. El amor es sencillo: es hacer las cosas bien. De Jesús se decía que pasó haciendo el bien.

En la Iglesia católica, la caridad, esta forma de amor, nos lleva a amar a Dios sobre todas las cosas y a los otros como Jesús nos amó. Este amor tiene como frutos la alegría, la paz, el perdón, la solidaridad… De tal manera que, donde no hay solidaridad, perdón, paz, alegría… no se puede hablar de amor perfecto. Se trata de ocuparse del otro y preocuparse por él. Muchos dicen que el amor perfecto empieza por uno mismo, pero a mí me parece que el amor bien entendido empieza por el otro, primero mi hermano. No tendrá sentido que termine mi oración de cada mañana sin rezar también por el compañero que llora y gime de dolor a mi lado. No me pide que ore por él, pero voy a rezar por él. Me parece mejor vivir así en este momento de mi vida y no llenarme la cabeza de preguntas e ilusiones. No voy a preguntar nada, voy a vivir la situación que me toca; es mi cruz y un día tendrá su final.

El hospital, un lugar de aprendizaje

Generalmente tengo muy buenos recuerdos de mis compañeros de hospitales. Pude conocer a muchísima gente y construir buenas amistades. Sería maravilloso que todos llegáramos a ser amigos, pero no siempre es posible hacer amistad con todos.

Mientras unos llegan al hospital, otros se van de alta. La estancia se me hacía larga, pero me iba acostumbrando a escuchar expresiones como «adiós, padre», «que te vaya bonito», «que te recuperes pronto», «a ver si nos encontramos fuera de aquí», «tenga paciencia», «el Señor te quiere». Todo el mundo se iba de alta y muchos se recuperaban mientras yo permanecía allí «amarrado al duro banco»[5]. Algunos me encontraban en la planta y allí me dejaban cuando se iban. En las despedidas, las mismas palabras, la misma compasión, los mismos gestos de cariño, de solidaridad. Hay mucha gente buena. Experimenté muchas cosas positivas, pero descubrí que el hospital es un lugar muy duro que me hizo reflexionar. Conviene darse una vuelta por el hospital, conocer... para enfrentar muchas preguntas que llegan a la mente.

El hospital no es un lugar de turismo ni un lugar de tapas. Por muy bueno y atrayente que sea el edificio, este espacio esconde en su interior un mundo y unas experiencias que solo se pueden comprender si estás dentro y lo vives cerca. Hay cosas que no se conocen desde fuera, es necesario entrar dentro. Detrás de cada paciente hay una familia, una historia... de la que podemos aprender mucho.

En el hospital me descubro a mí mismo y mis capacidades, descubro la vida y la salud como verdadero lujo, pero también, la limitación de mi cuerpo enfermo. Me he dado cuenta de que el cuerpo humano tiene un gran valor, pero soy mucho más que mi cuerpo. En el hospital aprendo que se puede vivir con muy poco. Todo esto ya me lo sabía hace tiempo, pero quizá de forma teórica. Una cosa es la teoría y otra, vivirlo en primera línea. Estoy en el lugar en donde estuvo Urías, el hitita, el esposo de Betsabé, en primera línea, aunque en otra lucha. Y solo puedo decir que mi luz es el Señor. En vez de lamentarme, voy a confiar en Dios y ofrecer mi dolor por los más cercanos y necesitados; voy a expresar mi gratitud porque vivir este momento con otros compañeros y amigos hace madurar, hace esperar, me ayuda a asumir y crear comunidad y familia. Además, contribuye a quitar el

[5] *Amarrado al duro banco*, poema de Luis de Góngora.

deseo de lo innecesario en la vida y me hace dibujar mejor el rostro de Cristo desprendido, despojado.

Como deseo vivir el amor sin rechazar ninguna cruz, quiero mantener mi camino místico, es decir, la relación íntima con el Señor, a base de confianza, porque es él quien dirige mi historia y la historia del mundo. El Señor llena los trigales y con él no hay espacio para la derrota ni el hambre. Por tanto, quiero cuidar la oración de cada mañana y la lectura de la Palabra de Dios. Deseo mantener una actitud positiva, alegre, esperanzadora y realista para agradecer mi situación actual. Dios me sigue dando oportunidades. Soy paciente, sigo vivo y cualquier vida puede ser agradecida y alegre. Puedo pasar momentos malos, eso es humanamente natural, pero confiando en que mañana podrá ser un día mejor. Todo cambia y nada permanece. Quién me iba a decir que el Remigio del seminario, de las solemnidades, de los eventos y grandes responsabilidades diocesanas, el deportista y amante del ciclismo, iba a ser, en un instante, el de la silla de ruedas. Nadie me lo dijo, pero ha sucedido, sin aviso previo alguno. Podré recuperar lo perdido y la salud. Así como las cosas cambian en un instante para peor, pueden cambiar también para mejor.

El tiempo no es mío, el futuro, tampoco. Voy creciendo gracias a las mociones del Espíritu de Dios. Me ha cuidado en la infancia, en la juventud y ahora no creo que me suelte de la mano nunca. Es imposible que se contradiga, su naturaleza se identifica con su acción; su ser, con su obrar, y su palabra, con la vida. No creo estar equivocado ni «fuera de tiesto». Yo «sé de quién me he fiado», en términos de san Pablo, y por esto quiero padecer entre sus propias manos y orientar todos mis pensamientos hacia él. Solo él puede hacer fecunda mi historia y mis estériles proyectos. «Señor, ¿a quién vamos a acudir? Tú tienes palabras de vida eterna» (*Jn* 6, 68).

3. EN TIEMPOS DE PANDEMIA

¿Cuándo nos saludaremos como antes?

¿La pandemia cambió la convivencia entre pacientes y el servicio de los sanitarios? Sin duda. La COVID lo cambió todo. La vida humana es contacto y encuentro. Vivir fuera de estas categorías es vivir sin vivir, tanto para los enfermos como para los sanos.

La pandemia del coronavirus acaparó la atención de todo el mundo y los protocolos establecidos cambiaron rutinas sanitarias, servicios y atención a pacientes. Todo se vio alterado, parado y nadie sabía hasta cuándo. No se podía salir de la habitación y mirábamos al otro con sospecha de peligro ante cualquier contacto. Fue una situación que nunca olvidaremos. Espero que no se repita nunca más. Estaba en el hospital más indicado, pero no podía recibir el tratamiento previsto ni contar con el acompañamiento de mi gente. Además, me consumía el recuerdo de mi familia natural de África y vivía en espera de noticias porque sabía que el virus también había llegado a mi país.

Aprendimos nuevas palabras que empezaban a colonizar las conversaciones de todos sin necesidad de escuela ni diccionarios: cuarentena, confinamientos perimetrales,

PCR, resiliencia, teletrabajo, desescalada, estado de alarma, EPI, gel hidroalcohólico, mascarilla, toque de queda, Wuhan...

Me pareció un tiempo aleccionador de discernimiento. Se pudo ver que el ser humano es versátil y se adapta fácilmente a todas las situaciones. Nunca había conocido una pandemia mundial tan letal y con capacidad de trastornar la vida social a todos los niveles. Llenó los cementerios, cerró las iglesias, precintó las escuelas, los campos de fútbol, el cine, las discotecas, el turismo... todo lo que era contacto y encuentro fuera de casa estaba prohibido a excepción de la compañía a los animales en la calle.

Cesaron los viajes, las visitas; los matrimonios en vez de besos se daban codazos y otros, «patadas». Era la agonía del humanismo. Me pareció insólito que se tuviera que hablar de confinamiento, transporte y ciudades prohibidas y zonas rojas en pleno siglo XXI. Este estado de cosas impuestas ha marcado buena parte de los años 2020 y 2021. Con un ojo en la salud y el otro en la economía, pasamos casi dos largos años «entre gusto y disgusto». Deseaba que llegara pronto la completa normalidad que devolviese al mundo la libertad de movimientos y de encuentros. ¡Volver a saludarnos como antes!

Humanizar la vida

En este momento de crisis sanitaria y malestar civil, me parece extraño poner de lado la fe para depositar la confianza únicamente en las habilidades humanas. Es una muestra de la inautenticidad de nuestra fe. La economía y el mercado no lo resuelven todo. La forma de vivir de las personas, pueblos y naciones, las opciones fundamentales que la situación nos lleva a asumir es lo que cuenta. La fe no quita la dificultad, pero hace que los obstáculos sean vistos con otros ojos, de manera que aprendamos a vivirlos y superarlos.

Esta crisis creo que refleja también una crisis axiológica. El problema del mundo no es solo un problema material, es también un problema ético. Hacen falta cristianos de buena voluntad con criterios objetivos y positivos para acabar con las diferentes pandemias del mundo. Las pandemias sociales son, muchas veces, el resultado del divorcio entre ética y política. Ahora hablamos del virus SARS, pero es posible encontrar otras pandemias que, mientras afectan y ahogan hoy la calidad de vida en muchos seres humanos, para otros son fuente de riqueza y rentabilidad. Paciente rima con cliente. ¿Qué criterios utilizamos para definir lo «bueno» y lo «malo», lo que da vida y lo que produce muerte? ¿Es la propia voluntad, los intereses de un grupo social o lo que es más humano para todos?

La humanidad ha alcanzado grandes logros producto de la inteligencia y la ciencia en diferentes ámbitos: medicina, ingeniería, viajes espaciales... Y lo más difícil se hace con facilidad mientras lo más fácil tarda en hacerse. Con los conocimientos y medios que tenemos, ¿sería tan complicado remediar el hambre en nuestro mundo?

Tendríamos que replantear nuestros valores y promover el derecho natural en conversación con los valores democráticos. La democracia es un gran valor, pero no puede convertirse en fuente única de los valores humanos ni puede pretender monopolizar el privilegio de la verdad para definir los valores como axiomas. Urge una visión proporcional de la realidad. Las cosas, en principio, no son buenas o malas en sí. Depende de mí «ordenarlas», utilizarlas para el bien. San Francisco de Asís, el *poverello*, se reía diciendo: «Los hombres no entendemos nada, todo está bien hecho».

La transformación de la sociedad, entendida como una nueva forma de vivir más humanamente, no tiene por qué pasar por la violencia, pero sí por el diálogo. Es cuestión de encontrar juntos, creyentes y no creyentes, criterios y procedimientos de actuación en busca del bien común. Creo en un Dios creador, autor de la vida que quiere que la humanidad tenga vida en abundancia. La pandemia para mí es una llamada a optar cada vez más por los valores que humanizan, a propulsar la tolerancia, el perdón fraterno, la alegría, el servicio y el amor.

Reconozco la inconsistencia del mundo sensible, reconozco la inestabilidad de la fortuna. Es difícil fundamentar la alegría en lo que carece de consistencia porque sería como aquel hombre que construye sobre arena. El mundo es sublunar, a pesar de ello, por sus caminos muchos corren y hasta vuelan pues tienen necesidad de acumular y «barrer para casa», desean glorias humanas y rápidos ingresos. ¿Cómo es posible ahogarse en el deseo del tener en un mundo fugaz como este? Si todo es de arcilla, si el mundo es de arcilla, si estamos hechos también de arcilla. La arcilla es arcilla, no es hierro ni bronce. Lo mejor es que prestemos atención a lo que dura para siempre porque el tiempo bien aprovechado es aquel que se emplea en lo que permanece para siempre.

Iconos bíblicos

Para mantener la esperanza, no puedo quedarme en mí mismo, sino que deseo mirar a otros que han dado buen ejemplo y, sobre todo, mirar a Dios. La esperanza se mantiene en Dios.

Nunca he dejado de pensar en la experiencia de Job. «Si aceptamos de Dios los bienes, ¿no vamos a aceptar los males?» (*Jb* 2, 10). Aunque sufrió y hasta llegó a interpelar a Dios, se mantuvo fiel y, con paciencia indescriptible, recuperó lo que había perdido y mucho más. La paciencia es la actitud bíblica propuesta que lleva al creyente a atravesar contratiempos y dificultades. El término latino *pati* hace referencia a la constancia valerosa que se opone al mal y, a pesar del sufrimiento, el ser humano no se deja dominar por él. La experiencia de Job es una clara referencia bíblica para mí. Sé que, después de esta situación, puedo salir más fuerte, como Leviatán[1], y más bueno si procuro resistir con paciencia apoyándome en el Dios que me acompaña.

Recuerdo también con frecuencia la experiencia del profeta Jeremías:

> Mis ojos se deshacen en lágrimas, de día y de noche no cesan: por la terrible desgracia que padece la doncella, hija de mi pueblo, una herida de fuertes dolores. Salgo al campo: muertos a espada; entro en la ciudad: desfallecidos de hambre; tanto el profeta como el sacerdote vagan sin sentido por el país. ¿Por qué nos has herido sin remedio? Se espera la paz, y no hay bienestar, al tiempo de la cura sucede la turbación (*Jr* 14, 17-19).

Una dramática lamentación en tiempos de prueba que recoge las palabras amargas del sufrimiento que, por desgracia, son también pronunciadas hoy por mucha gente. Jeremías llora ante la guerra y el hambre, hoy otros lo hacen por otros motivos. Yo lloro por la salud. Me consuela la experiencia del profeta: el dolor no es un castigo de Dios, sino que Dios acompaña y consuela en el dolor. No

[1] Bestia marina gigante que se menciona en la Biblia.

queda otra alternativa que implorar la misericordia de Dios porque en tiempos de dificultad no hay otro remedio que implorar y rezar, confiar y esperar.

Ahora quiero hacer del rosario y de la Biblia mis principales herramientas cotidianas para acoger el misterio de Dios en mí, aquí y ahora, y elevar hasta él mi oración. No es Dios quien está en silencio, sino que soy yo el que se calla ante él.

Sin embargo, la experiencia de Jesús es elocuente. Tal como contemplamos en el evangelio de la pasión, él pasó agonía en el huerto de Getsemaní. Por tanto, la vida no empieza conmigo, el sufrimiento tampoco empieza conmigo.

Cristo sufrió en su pasión; en la cruz, murió y resucitó verdaderamente. Hoy sigue también sufriendo con todos los que sufren. Cristo sufre conmigo y está conmigo en este trance de dolor hoy y siempre; y yo también estoy con él en su pasión y cruz. Él no estuvo solo en la cruz, tampoco estamos solos nosotros en nuestras cruces. La cruz de Jesús es la cruz de todos y la cruz de todos es la cruz de Jesús.

Me he dado cuenta de que la enfermedad no afecta solo a algunos. La enfermedad es real y nos llega a todas las personas, sean cuales sean las circunstancias, el nivel de vida, los cuidados y servicios a los que se tenga acceso. Los ricos también padecen y enferman. La enfermedad, muchas veces, no es consecuencia de nuestra forma de vida, sino de la propia fragilidad de nuestra naturaleza humana.

¿Cuál es mi tesoro?

Ahora echo de menos la salud que tenía, mis momentos de deporte. Creo que debí haber jugado y disfrutado muchísimo más. Echo de menos las conversaciones largas entre compañeros de promoción y me doy cuenta ahora de que habría podido dedicarles más tiempo. Tener compañeros es una dicha y un gran regalo de la vida. Echo en falta los platos caseros de mi difunta madre; ahora me pregunto por qué no me quedaba más tiempo para degustarlos mejor y disfrutarlos en su compañía. ¡Qué más como la comida de una madre! Después de la muerte de una madre, ¿en qué restaurante compramos sus platos? Tanto aquellas tertulias como las ricas comidas de mamá, el fútbol, el ciclismo y la salud que tenía merecían por mi parte un aprecio extraordinario. Debí disfrutarlo más.

Yo nunca supe que todas estas pequeñas cosas cotidianas eran un verdadero lujo y una bendición. Ahora sé que la vida está repleta de tesoros que merecen ser cuidados y disfrutados; y esto es humano y cristiano. No es valioso solo lo difícil y lo que cuesta mucho; lo valioso, el verdadero tesoro, también es sencillo, tierno, hermoso, agradable, verdadero… y fascinante; gusta y, por esto mismo, atrae.

Quiero cambiar mi concepto de riqueza porque ahora me parece erróneo y desfasado. Mi pasado estaba lleno de riquezas, pero no sabía apreciarlas en su justa medida. Identificaba lo valioso con lo más difícil, lo costoso, el glamur… Algo así como las playas de Ibiza, los islotes artificiales de los Emiratos Árabes Unidos… Pero es lujo toda la creación, el regalo de la madre naturaleza, un paseo por el jardín, un cumpleaños, la lectura de un cuento, celebrar una misa, ver una película, recibir un correo, ir a clase, saludar al vecino, escuchar tu nombre, subir a la cama, abrir la puerta, manejar el teléfono… Llenaría páginas y páginas citando todas estas cosas sencillas que podía hacer diariamente y con frecuencia, sin saber que todo era un maravilloso tesoro. Llegó el momento en que no puedo hacer nada de esto sin grandes limitaciones. Cuando voy al gimnasio y a la terapia especial, aprendo de nuevo a caminar y observo cómo otros aprenden de nuevo a coger la llave, a abrir la puerta, a encender la televisión, a sentarse en una silla... Mover los dedos es un milagro de la vida. Entonces me doy cuenta de que todo es un regalo de la vida. Sí, la vida está llena de milagros; solo basta perder alguna capacidad para saber cuántas veces no hemos sabido saborear el don que hemos disfrutado.

Ahora me falta la movilidad, pero puedo manejar mi teléfono y recibir llamadas de los familiares, amigos y superiores. Hablo frecuentemente con los compañeros sacerdotes, con mi obispo de Guinea, Juan Domingo Beká, que me ha cuidado siempre como a un hijo y agradezco mucho su paternidad. Cuántas conversaciones con Dolores Moreno, teresiana; con Felipe Fernández Alía, con Lucas Berrocal. Hablo con mis amigos Antonio Recuerda, Josefina, Marce y Juani; con mi hermana María Jesús Masá. Recibo llamadas de Madrid, de Toledo, de Valencia, de Toro (Zamora), de Candeleda. Recibo llamadas, mensajes y acompañamiento de religiosos, laicos, amigos y cristianos de la parroquia San León Magno y Nuestra Señora de Europa de la vicaría sexta de Madrid. Me parece todavía llevar una vida lujosa; en el hospital pude recibir la visita de Jesús Vidal, obispo auxiliar de Madrid, en un día 24 de diciembre; me parece un lujo maravilloso.

El Señor me hace comprender la hondura y la profundidad de la vida cristiana de mi entorno gracias a la fe y la buena voluntad de las personas. Ellas son verdaderamente una gracia y una riqueza que Dios me regala.

En manos de Dios

Tengo una deuda de gratitud ante la generosidad, el acompañamiento y la reconocida bondad de las parroquias que me han acogido en Madrid. Ahora entiendo mejor la razón por la cual Jesús envió a los doce sin provisiones ni calderilla en la faja. Los dejaba al amparo de la generosidad de los destinatarios del Evangelio del Reino de Dios. Jesús conocía bien a su pueblo. Quienes iban anunciando la buena noticia de Jesús en los pueblos vecinos compartían la vida, curaban, apoyaban a todos y eran acogidos con hospitalidad. El pan compartido es la vida compartida.

Comprendo de forma nueva las palabras del profeta Jeremías cuando dice: «Lo mismo que está el barro en manos del alfarero, así estáis vosotros en mis manos, casa de Israel» (*Jr* 18, 6). En la palabra de Dios encuentro cada vez más el sentido, la orientación, la luz y la fuerza. La palabra de Dios me alimenta, me llena, me conforta, me ilumina. En la experiencia bíblica encontraba ejemplos y respuestas a mis preguntas. Tanto mi proyecto, mis programas, como mi vida están en las manos de Dios.

Al mismo tiempo, hallaba explicación también en los principios metafísicos y en las causas instrumentales. La «causa *per se*» y «causa *per accidens*». Es decir, el funcionamiento de cualquier instrumento se atribuye a la causa principal que lo maneja. Por tanto, no barre la escoba, es la persona la que barre con la escoba. Aquí la escoba recibe la perfección de modo transeúnte de su causa principal, la persona. No puedo atribuirme nada bueno como «causa *per se*», sino atribuírselo a la gracia de Dios que hace maravillas en mí. Yo no soy fuerte, es la fortaleza de Dios la que se manifiesta en mí.

Mi deseo es ahora la rehabilitación inmediata y la sanación urgente, pero no sé si esto será posible. La recuperación depende de mi propio cuerpo, de la profesionalidad médica y del esfuerzo personal en la rehabilitación. Y en esta situación sé que el Señor quiere moldearme y hacer de mí una criatura nueva. Los caminos del Señor son inescrutables. Esto que ahora me sucede puede tener sentido. Aunque ahora no lo comprendo, voy a confiar en la Providencia. Voy a dejar todo en las manos de Dios para que haga de mí un instrumento de su fortaleza según su voluntad.

De Toledo a Madrid

Después del Hospital Nacional de Parapléjicos de Toledo, ahora me encuentro en la Fundación Instituto San José de los Hermanos de San Juan de Dios de Cuatro Vientos del distrito de La Latina en Madrid. Es «la Ciudad de San Juan de Dios» que vi por primera vez en la película *Johnny Ratón* cuando era seminarista. Un espacio muy grande: cuenta con doce pabellones, dos hermosas capillas, jardines, espacios deportivos y campo de fútbol, aparcamiento, helipuerto, un vivero...

Mi vida aquí es monótona: los programas de autonomía, los horarios, las actividades... Hablo con los médicos, fisioterapeutas y asistentes sociales, pero sus explicaciones y propuestas son casi las mismas. Me dispongo una vez más a aprovechar esta oportunidad que el Señor me sigue brindando para rehabilitarme. Voy a mantener el mismo horario: empezaré el día con la oración, la lectura de la Palabra de Dios y, después, desayunaré para ir al gimnasio fortalecido de cuerpo y de espíritu. Las cosas que ya sé hacer las mantendré y practicaré mientras voy aprendiendo otras nuevas en silencio y con alegría. El Señor realmente me quiere.

Poco a poco me acostumbré al nuevo lugar. Con mi teléfono y la tecnología moderna podía seguir muy bien la liturgia; sabía cuándo empezaba y terminaba el Adviento, la Navidad, la Pascua, los momentos fuertes... Cuándo era San Isidro en Madrid y cuándo comenzaba la primavera, verano, otoño e invierno. Encerrado entre cuatro paredes estrechas sabía perfectamente que por fuera de los muros la ciudad seguía con su ritmo: el tráfico, la educación, las fiestas, las vacaciones, el turismo... Mientras tanto, deseo vivir mi tiempo en esta Fundación como una gracia que Dios me concede.

Haz las cosas bien, como Jesús

¿La enfermedad es una prueba que envía Dios o una ocasión para testimoniar la grandeza y el amor que Dios nos tiene? Lo último. El Señor no está probando mi fidelidad, tampoco está probando mi fe, no lo necesita, sino que está haciéndose presente en mi enfermedad, revelándome su amor. Y esta no es una presencia que haya empezado hoy, ni con mi enfermedad. El Señor comienza sus proyectos mucho antes y los destinatarios nos damos cuenta después. Cuando paramos y miramos hacia atrás, vemos obstáculos que ni siquiera sabemos cómo los habíamos superado. Tomamos conciencia también de las huellas de la presencia misma de Dios que está a nuestro lado y no solo en los momentos difíciles. El nacimiento de cada persona es un largo comienzo de un proyecto que no se pierde nunca. Todo tiene su sentido, dirección y acompañamiento. «Hasta los cabellos de vuestra cabeza están contados» (*Lc* 12, 7).

Cuando era monaguillo, el Señor ya estaba llamando a mi puerta. Me llamó al seminario y luego al diaconado y al sacerdocio. Hoy me sigue llamando de forma nueva a servir a los hermanos y al mundo como sacerdote desde este hospital. Me toca responder hoy y ahora en confianza, desde mi circunstancia, para que su gracia no fracase.

¿Qué hay en mí que el Señor no sepa? Yo no puedo esconderme ante los ojos de Dios. Él me conoce. Mi enfermedad no es una prueba, sino una revelación de su amor. Ante esto, solo quiero mostrar mi docilidad, aceptar y expresarme con diligencia ahora y siempre. Mi entrega no ha de quedarse en la teoría, sino inundar toda mi existencia concreta en mi propia circunstancia.

Desde el momento en que dije «sí» a la voluntad del Señor, sabía que estaba aceptando todo y entregando todo. Si me he decidido a seguirle, sé también que en cualquier momento el compromiso por el Reino me puede exigir hasta lo más precioso de mi vida. Y mi enfermedad no es una prueba enviada por Dios, pero sé que, en ella, él camina a mi lado. El compromiso por el Reino, el amor concreto a los otros me puede pedir la vida, porque nada es mío, todo lo he entregado, todo es suyo y mi salud también. «Del Señor es la tierra y cuanto la llena, el orbe y todos sus habitantes» (*Sal* 24, 1).

Desde esta visión, creo que no puedo perderme nunca bajo las oscuras fuerzas del caos y de la casualidad, sino que estoy al amparo de un buen Dios, Padre misericordioso que dirige la historia del mundo y acompaña la vida de cada persona. Por esto, voy a dejar de pensar en lo que me pueda ocurrir a corto o a largo plazo y empezar a disfrutar de la vida y de los «lujos» sencillos que me ofrece el aquí y ahora; sin movilidad o con movilidad, deseo vivir con alegría y compartirla. Yo soy mucho más que mi movilidad.

Camino ahora con muletas, pero con mi cara sonriente; enfermo, pero tranquilo y con el deseo de transmitir siempre esta calma a los demás en los pequeños y grandes detalles. No sé si tengo un concepto erróneo de felicidad, pero pienso que puede ser la alegría que se siente después de un trabajo bien realizado o un momento bien vivido. La sensación positiva que produce la superación de un obstáculo puede ser también felicidad. Estoy superando la vergüenza de andar en silla de ruedas; ahora me siento mejor y feliz, siento paz y seguridad. Me voy acostumbrando a vivir acomodándome a la situación de cada momento. El triunfo y el éxito se consiguen con esfuerzo. Es posible que mi tiempo de sufrimiento sea largo, pero ya no es motivo para retroceder ni perder mi ilusión. La noche pasa y siempre amanece; no hay días sin sol, tampoco días sin noche. Por más larga que sea una lluvia o una nevada, llegará la calma. La amargura y la dulzura constituyen la felicidad, caminan juntas. Ya sé que no puedo acercarme únicamente a la vida por el camino de la dulzura, esto tal vez podría conducir al fracaso. La vida es bella, pero no siempre ofrece suavidad, también presenta momentos de llanto; cada cosa tiene su momento. Aprendo a superarme como persona.

Me hace feliz saber que el Señor no se enfada conmigo ni está pendiente de mis fallos: no nos apunta el delito (*Sal* 31, 2). La felicidad no es un principio, sino una consecuencia, un resultado. No se puede ser feliz porque sí; la felicidad se trabaja, se busca, se cuida. Por un lado, es producto de nuestras fatigas y esfuerzos, como si comieras pan de tu propio trigo; por otro, es don y regalo del amor de Dios.

«Los que sembraban con lágrimas cosechan entre cantares» (*Sal* 126, 5-6). Así de claro presenta el salmista la felicidad, como una realidad que se trabaja mirando hacia delante, hacia un horizonte resplandeciente, prometedor, y que produce tranquilidad, paz, alegría… Yo lo entiendo exactamente así.

Hay experiencias de personas que han alcanzado la felicidad con el mínimo esfuerzo, pero ¿es esta la felicidad a la que nos referimos? Muchos encuentran la felicidad en conseguir un título académico después de varios años de estudio e investigación. Otros la encuentran en un puesto de trabajo y servicios después de varias pruebas de oposición. Algunos la pueden encontrar en la liberación de una situación incómoda y otros, en realizarse en el amor o en la amistad. Los agricultores son felices por cosechar un buen fruto de sus campos y los deportistas, por coger la copa o la medalla en una competición. Un gran deportista siempre busca títulos, y muchas veces cifra en ellos su felicidad.

La mejor felicidad es aquella que va acompañada del esfuerzo personal y la bendición de Dios. Es verdad que no es tanto nuestra destreza y habilidad, sino que es Dios mismo quien bendice el esfuerzo de cada uno con la felicidad. Cada vez que me iba al gimnasio tenía este pensamiento y sé que el Señor bendice mi trabajo con la rehabilitación y los cuidados. Tengo que trabajar y, para mí, el poco de cada día es muchísimo; con poco también se avanza.

Necesitaba expresar y compartir lo que sentía con todos mis compañeros del gimnasio; mi pecho estaba cargado de Palabra de Dios y rebosaba de esperanza. El momento era oportuno y propicio para evangelizar y testimoniar el amor de Dios y su pedagogía en el gimnasio, en la planta de enfermería y en los bonitos jardines de la Fundación San José. Me he dado cuenta de que ahora ya no se trata de predicar desde el presbiterio; esto lo he hecho muchas veces y en varios sitios. Tampoco es tiempo de explicar científicamente lo que me sucede. Se trata de vivir y convivir con un estilo de vida sencillo y coherente. Las obras tienen que estar en conformidad con aquello que muchas veces he predicado a los demás y que ahora me toca a mí vivir.

Muchas veces recuerdo los funerales en los que predicaba desde el altar sobre la finitud, el sufrimiento y el dolor. Ahora que me consume la enfermedad, no puedo contradecirme con mi forma de vida. Deseo que mi vida sea testimonio de mi fe y de la palabra que he compartido en el templo. «Creí y por esto hablé», comentaba san Pedro Poveda.

> Es decir, creer bien y enmudecer es imposible, todo aquel que cree manifiesta su fe en las palabras, conversaciones, escritos y en su manera de vivir. Los buenos creyentes manifiestan su fe como deben, cuando deben, ante las personas que deben y dicen lo que deben[2].

Tal como me ha llamado para otras misiones y servicios, me quiere ahora en esta silla para seguir descubriendo el sueño de Dios sobre la humanidad hoy y para testimoniar su nombre con paciencia y serenidad; esta es la misión que recibo ahora. La silla de ruedas es ahora mi sede y mi presbiterio, el lugar en donde ahora Dios se me revela para mí y para los otros.

No soy prototipo de nada, tampoco me considero referencia de nadie. Solo quiero ser el eco y el efecto multiplicador de la paciencia y la tolerancia al estilo de Jesús. El máximo ejemplo de paciencia y tolerancia es Jesús, plenitud de salvación.

En las conversaciones de pequeño con mi mamá, ella me decía que tenía que hacer las cosas tal como las hizo Jesús. No me puso nunca de referente a nadie. No esperaba que fuera sacerdote, tampoco lo descartaba. Pensaba

---

[2] San Pedro Poveda, *Creí, por eso hablé*, p. 158.

que los estudios sacerdotales exigían muchos años de estudio. Para ella era suficiente que fuera maestro, profesor y padre de familia; pero, en cualquier caso, tenía que hacer las cosas bien porque así lo hizo Jesús. Ponía siempre a Jesús como referencia.

4. QUIERO VIVIR

¿Paraplejia, tetraplejia, cuadriplejia o parálisis?

Se dice que una persona padece paraplejia cuando, tras una lesión medular, ha perdido la sensación y la capacidad de mover las partes inferiores de su cuerpo. El parapléjico sufre no solo porque no siente sus piernas, sino también por dolores neuropáticos derivados de la lesión de la médula espinal; se siente el dolor como si procediera de las piernas. Dicen que mantener la atención en cualquier actividad (televisión, ordenador…) reduce este dolor reiterado de los parapléjicos. El tratamiento o ayuda para mantener la postura o para caminar es la ortopedia. Una persona con tetraplejia ha perdido movimiento y sensación en las extremidades superiores e inferiores de su cuerpo. Un cuadripléjico puede presentar más síntomas de debilidad muscular en las piernas y brazos, incapacidad de controlar el intestino y la vejiga. Un paralítico es aquel que ha perdido movimiento en las piernas y no puede caminar.

Hasta hoy no sé si soy parapléjico, tetrapléjico, cuadripléjico o paralítico. Parece misterioso. Los médicos tampoco acaban de definir definitivamente el caso. Hasta ahora, no hay techo terapéutico. Tampoco las sensaciones y secuelas que tengo son suficientes para identificarme con una categoría determinada; hay un poquito de todo, además, con una lesión medular incompleta. Puede empeorar o mejorar con el tiempo y el trabajo.

En este momento voy al gimnasio con el andador, me visto, me ducho y me siento solo. Puedo coger muletas para recorridos cortos y me muevo de la silla a la cama sin ayuda. La mayor dificultad es el problema de movilidad, la rigidez y el dolor muscular cada mañana al despertarme. Constato la pérdida de la masa muscular y la falta de fuerza suficiente en el cuádriceps derecho, reflejadas en los resultados de la circometría. No puedo extender la rodilla y no tengo sensibilidad en la pierna derecha, pero puedo caminar.

Mi intención no es jugar después al fútbol o al rugby, pero, si pudiera mejorar la marcha y caminar solo, aunque vaya con muletas, lo consideraría un gran avance.

Cada vez más dócil

El Hospital Nacional de Parapléjicos de Toledo es muy bueno y especializado en cuestiones de accidentes y lesiones medulares. Puedo afirmar ahora, después de haber estado allí, que es uno de los mejores hospitales de España y del mundo entero en rehabilitación. Recibí mucha atención y buen tratamiento, pero mi cuerpo estaba muy estropeado. Entre aquellas paredes me encontró el coronavirus. En Toledo recuperé mucha movilidad, gané el equilibrio estático y tenía que mejorar el equilibrio dinámico. Cuando me dieron de alta, tuve que pedir a mis superiores la posibilidad de ingreso en otro centro de rehabilitación de forma privada y me consiguieron una plaza en el instituto San José de los hermanos de San Juan de Dios, en donde me encuentro ahora. Es una fundación de naturaleza jurídica civil que en la actualidad se rige por la ley de fundaciones y pertenece a la Arquidiócesis de Madrid, cuya presidencia recae en el Cardenal y Arzobispo de Madrid, en aquel momento, don Carlos Osoro Sierra.

Llegué a la institución caminando con muletas y tenía la intención de ganar un poquito más de fuerza, aumentar estabilidad en la base de sostenimiento, mejorar el equilibrio dinámico y recuperar la extensión de la rodilla. Para ello, debía recobrar antes la musculatura para fortalecer el cuádriceps derecho. Esto ya no era asunto de cirugía, sino de rehabilitación y fisioterapia.

Ahora tengo la pretensión de caminar. Es mi tercera oportunidad, porque la primera fue el centro de rehabilitación de Guadarrama y la segunda, el Hospital Nacional de Parapléjicos de Toledo, aunque a veces, con interrupción de nuevas cirugías y protocolos de pandemia.

Vivo esta situación tal como vengo viviendo otras; con tranquilidad y tolerancia, con fe, con alegría y esperanza, con muchísimo trabajo personal y, sobre todo, con la confianza puesta en Dios. Deseo estar bien, pero no quiero vivir triste ni hacer preguntas, pues ¿a quién le conviene estar enfermo? A nadie. La enfermedad llega y nadie elige la fecha. Lo que puedo elegir es la actitud con la que enfrentar la enfermedad. Y yo elijo la fe, ella nutre la paciencia, la esperanza y la positividad. La fe me ayuda. Me sería útil ahora un Dios «milagrero» o «mago» que me liberase de esta situación de una vez por todas. Pero él prefiere acompañarme. Santa Teresa de Jesús le llega a decir: «por eso tienes tan pocos amigos».

Tengo que ser cada vez más dócil. Él conoce a cada uno, me conoce, y dirige mi historia y mi vida en medio de toda circunstancia. Además, como cristiano y sacerdote, tampoco quiero negarme a acoger la cruz que me llega. ¿Para qué preguntar las causas y razones de estas cruces que soporto? Quizá lo que necesito es luz sobre cómo cargarla, así como lo hizo Jesús. Él «aprendió, sufriendo, a obedecer» para alcanzar la vida plena (*Hb* 5, 8).

Es verdad que son demasiadas cruces para mí, pero qué diré, el Señor está conmigo y sabe lo que hace, por esto mi alternativa está en él. Me puede faltar todo, pero que no me falte el Señor ni su gracia porque tener a Dios es tenerlo todo. En este martirio deseo acoger con alegría a la gente buena que se acerca para ofrecerme compañía y buena conversación; y es a él, también, a quien acojo. El Señor no me deja solo. Sufre conmigo y me instruye en el camino de la humildad y del silencio. Creo que no se aprende de otra manera la humildad, sino a través de las humillaciones diarias de la vida. La humildad y la esperanza en Dios no defraudan nunca. Quiero, por tanto, cuidar estas actitudes al igual que la paciencia, la alegría y el silencio interior porque el Señor habla siempre, enseña siempre y deseo estar atento para hacerle caso.

La bondad cura

Saco a colación el recuerdo del azote de cordeles que hizo Jesús en el templo de Jerusalén: «Mi casa será casa de oración, pero vosotros la habéis hecho una "cueva de bandidos"...» (*Lc* 19, 45-48). En el episodio, Jesús reprende a los mercaderes porque han convertido la casa de oración en un mercado. Al escuchar hoy estas palabras, pienso no solo en el templo de Jerusalén o en las Iglesias cristianas de hoy. Hoy se convierte todo en un mercado, se generan ídolos, una «religión», una «creencia» donde sobra Dios.

Hoy todo tiene precio, todo responde a intereses particulares; hoy se vende todo. Si se hiciera otro azote de cordeles, se derribaría del «templo» el gran mercado que hemos construido en nuestro mundo, donde todo se vende y se compra; porque no todo puede ser vendido, no todo puede ser comprado. Podríamos nombrar muchas cosas.

La sanidad sin duda alguna hace mucho bien, solo que «ninguna fortuna hay tan buena, que de ella no haya queja». Como todo lo humano, se puede mejorar. La salud es un derecho de todos, pero los recursos sanitarios no llegan a todos los pueblos y personas por igual. Necesitamos una política y una economía que busque, también en el ámbito de la salud, el bien común por encima de intereses particulares. Yo disfruto en Madrid de algo que les falta a millones y millones de personas; pero no todos pueden llegar a Madrid.

Hace siglos que la malaria —también conocida como paludismo— viene azotando a los pueblos más pobres del mundo; por fin se ha anunciado la vacuna. Se podrían mencionar otras tantas patologías que podrían ser también atendidas y que siguen siendo un gran desafío para la humanidad. Los servicios sanitarios y las industrias farmacéuticas tendrían que replantearse sus objetivos y políticas de funcionamiento y mercantilización en favor de todos los seres humanos. Ningún fármaco, ningún tratamiento, ningún servicio sanitario puede tener un valor que supere la dignidad del ser humano. No se puede excluir a nadie, hay que curar y acompañar. Los recursos sanitarios existen para cuidar la vida y nunca deben orientarse para otros fines.

No se dan subvenciones suficientes para la investigación de muchas patologías que siguen produciendo mortandad. Ojalá se pudiera dedicar para la ciencia y la sanidad la misma subvención que absorbe el armamento de las naciones, los medios de comunicación social o los deportes.

Las naciones y gobiernos hoy también deberían replantear sus políticas sanitarias desde la ética y los derechos humanos. Se ha pasado de ser «paciente» a ser «cliente». Es verdad que algunos países todavía tienen recursos a los que pueden acceder casi todos los ciudadanos y por ello los aplaudo, pero deben mantener el cuidado de no anteponer a la dignidad de la persona los intereses políticos y económicos.

He tenido muy buenas experiencias en el ámbito sanitario, por lo que invitaría no solo a cuidar la competencia profesional, sino también las actitudes de cuidado. Tanto pacientes como agentes sanitarios podemos cuidar la actitud, el trato. Es posible ponerse en el lugar del paciente, tener buena voluntad; esto crea coherencia con la matrícula de honor. La falta de cuidado en el trato puede hacer que el paciente padezca el doble o triple. Los enfermos pueden padecer otros males además de la patología original por la que ingresan. Les afecta, sin duda, su propia psicología; también repercuten en el paciente las actitudes de sus familiares, acompañantes, visitas... que pueden consolar o agudizar su sufrimiento.

En la enfermedad, todo lo bueno puede ser terapéutico; la bondad cura: cura la mirada, la respuesta, el tono, la alimentación, la limpieza, la cercanía, la oración... Cuando a todo esto se suma la medicación y la positividad del paciente, se puede conseguir un tratamiento completo y una rehabilitación temprana. El tratamiento axiológico precede al tratamiento farmacológico. No soy médico, soy paciente y digo lo que pienso.

La supremacía del tener sobre el ser aplicada a la industria farmacológica y a los servicios sanitarios hace que seamos hoy, de algún modo, los destinatarios del azote de Jesús en el templo de Jerusalén y en el templo de nuestra sociedad mundial. Es buena actitud abrirse a la ciencia y a los adelantos tecnológicos y científicos positivos del primer mundo, pero también es cierto que el primer mundo debe abrir su corazón a los millones de personas que no son destinatarias de estos adelantos.

Hay colectivos a los que no les gusta oír hablar de «tejas para arriba». Y la alternativa para mejorar no puede ser otra que mirar los «bienes de arriba», es decir, los bienes del Reino de Dios capaces de ofrecer vida y vida abundante.

La calidad y la mejoría en todo tiene su referencia en Dios, en las actitudes que Jesús vivió y nos sigue proponiendo hoy: el amor, la paz, la alegría, el perdón, la solidaridad; siempre sin olvidar la humildad. Una humildad que nos recuerda que no somos dioses, que somos hijos de un Dios Padre que nos ha creado y nos acompaña. No se puede hablar de calidad de vida al margen de estos valores.

En los momentos duros de pandemia hacía falta mucho amor, hacía falta un amor de obras y no solo de palabras, como decía san Pedro Poveda. Es posible vencer y atravesar cualquier dificultad cuando hay esperanza, confianza y cuando priman los valores del Reino de Dios. Por tanto, no bastaba una buena planificación económica, la economía no resuelve todo. Se puede contar con dinero y con medios, pero cuando el corazón no tiene paz, no hay calidad de vida. Todo es útil si está movido por la verdad y por el amor. La pandemia de coronavirus, igual que otras pandemias, se podía curar y aliviar con fármacos, pero saber cómo enfrentarla y vivirla desde la verdad, el amor y la sabiduría, es un don que solo concede Dios.

El escándalo de la cruz

No puedo hacer una reflexión nueva y diferente de lo que ya me enseñaron en los seminarios sobre la cruz y el sufrimiento en la vida. Ya sabía que la vida cotidiana nos ofrece muchas veces ocasiones de sufrimiento, de «martirio». Me doy cuenta de que pasé mucho tiempo sin vivir ni experimentar en mí la verdadera cruz de Cristo. Como muchos cristianos, ya sabía que no hay vida sin cruz, pero solo lo sabía. Lo había escuchado muchas veces.

Al margen de la fe, la cruz es solo «madera pesada» y el sufrimiento, un sinsentido que solo quita la tranquilidad e impide la realización personal. Al margen de la fe, la cruz es fracaso y por esto cuesta mirarla, acogerla, aceptarla, amarla. El aspecto de la cruz acaba siendo desagradable y poco atrayente cuando miramos solo pragmáticamente. Cristo es luz y la fe, una manera de vivir en la luz de Cristo. Todo el misterio de la vida y de la persona recibe explicación y significado solo desde Cristo. Y la cruz, también. No hablo de cualquier cruz, sino de esa capacidad de vivir el sufrimiento que trae la vida ordinaria desde la mirada amorosa de un Dios que «da la vida» por el que sufre.

El deseo humano ante la cruz es evitarla, esquivarla o sacársela de encima. Por esto, cuando llega, se convierte en el objetivo de nuestras plegarias a Dios para que nos la quite. Yo, al principio, no pedía iluminación ni fortaleza para llevar la cruz, sino milagros a Dios para que me quitase el sufrimiento que soportaba. Ante la cruz, queremos una solución urgente, sea de arriba o de abajo, porque la cruz nos fastidia. Esperaba una cosa y me ha venido otra.

Es curioso que, en un mundo donde existe tanto sufrimiento, no acabemos de encontrar sentido a la cruz ni descubramos pronto su trascendencia. Y la grandeza de

Jesús en la cruz está en que nos hace personas «plenas». Jesús en la cruz eleva, trasciende, engrandece, abre la vista y ayuda a mirar la vida de una manera diferente. No hay amor sin dolor, ni trascendencia sin la cruz de Jesús. No puedo olvidar que creo en un Dios que ama a quien sufre el escándalo de la cruz, que invita a mirar al crucificado, que se solidariza con los que sufren y condesciende con pobres y enfermos.

En este momento no quiero cuestionar ni preguntar por su presencia, tampoco puedo suplicar milagros. Para los momentos de dolor, Jesús nos dejó un ejemplo claro en la cruz. No bajó de la cruz, pidió consuelo, pero no suplicó milagros, sino que adoptó la actitud del silencio en el dolor. En el Calvario, Jesús muere perdonando a sus verdugos, consolando al buen ladrón y dando por madre a María. Y el Dios Padre fue también silencio consolador. Siendo en su esencia un padre solidario, poderoso y misericordioso, no evitó el suplicio al hijo, estaba en la cruz con él. Al tercer día, nos cuentan testigos, Dios lo resucitó, le dio la plenitud de la vida. Esta es la fe en la que creo.

Por medio del Resucitado nos vino la salvación, el perdón, la paz y la reconciliación. En su muerte y resurrección nos devolvió a todos nuestra auténtica imagen de hijos de Dios dañada por el mal, nos devolvió nuestra dignidad. Por tanto, en esta hora negra de la vida no me queda más que el silencio, la paciencia y la tolerancia al estilo de Jesús. Mi vida se está completando. En estas subidas y bajadas, cuestas y hondonadas, no puedo ni quiero contradecir mi fe, sino expresarme como creyente desde la tolerancia, para ser coherente con la enseñanza de Jesús. Tanto en la salud como en la enfermedad quiero ser creyente porque lo contrario tampoco me aporta nada positivo.

La paciencia y el silencio ante el dolor y sufrimiento dan una tonalidad de luz y sabiduría al acontecimiento que uno vive. Ayudan y hacen vivir la vida con la conciencia de que Dios mismo acompaña y trabaja de nuestra parte. Dichosos los que sufren.

Llevar la cruz al margen de Dios y de la fe es un sinsentido y una locura, es oscuridad en el camino, es tontería. Pero el mismo acontecimiento visto y vivido desde la fe y el amor se hace trampolín y camino hacia la felicidad y salvación eterna. La fe ofrece significado y horizontes nuevos.

Hechos de arcilla

Según el relato bíblico del Génesis, Dios en el momento de crear la humanidad tenía todo a su alcance y a su disposición para crear al ser humano. Podía haber utilizado el oro, el diamante, la piedra u otra materia más fuerte, pero no lo hizo, sino que se sirvió de la tierra, de un elemento natural finito creado por él. La tierra es inconsistente, vuela, todo lo escrito en el suelo se borra fácilmente con la lluvia, el aire o las pisadas. Pero lo escrito en la piedra es permanente, duradero y fijo, es más estable. Los humanos no somos eternos, caminamos hacia la eternidad en potencia; la potencia todavía no es. Mi naturaleza finita puede estar disminuida física o psicológicamente, pero esto no reduce mi condición de hijo de Dios ni rompe el proyecto que Dios tiene para mí.

Sé que Dios me ama y que todos somos destinatarios de su amor. Esta silla de ruedas no puede cambiar este proyecto de Dios, tampoco define mi naturaleza. Tanto en la enfermedad como en la salud, creo que nuestras vidas son dirigidas por Dios, quien nos quiere tal y como somos. Estamos abiertos a la trascendencia, poseemos el mismo Espíritu de Dios en nuestra condición humana, hechos de arcilla. Pensar de otra manera sería una quimera. Y con todos estos planteamientos, me hago la idea de que puedo asumir, contemplar y agradecer todo lo que vivo y soy en este momento. No puedo hacer otra cosa para mi bien, sino agradecer el cariño y el cuidado de Dios, que me acompaña y colaborar con su proyecto de amor.

Nadie se crea a sí mismo, solo Dios es creador. Si fuésemos cada uno el origen de nosotros mismos, seríamos como los edificios construidos cada uno con un material distinto del otro. Algunos, de vidrio; otros, de mármol; otros, de hierro, de hormigón, de ladrillo o de madera. Nuestra materia sería un material potente y consistente o no, según la posibilidad de cada uno para evitar debilidades y enfermedades. Algunos serían eléctricos o híbridos. Desgraciadamente, esta no es nuestra suerte, lo que tenemos es lo que somos y lo que somos es lo que tenemos.

Somos naturaleza, somos arcilla, estamos hechos de tiempo y eternidad. Debo asumir flaquezas humanas, que son naturales e inherentes a mi esencia. Comparto con el resto de la naturaleza un proceso que incluye nacimiento, crecimiento, sufrimiento y muerte. Solo el pensamiento, la razón, los sentimientos y la manera de actuar nos distinguen de los animales y las plantas. Es humano sufrir y más humano ser capaz de levantarse en el sufrimiento. Esto es experiencia y plenitud. Nadie aprende ni madura sin caídas ni hondonadas.

5. UN NUEVO ESTILO DE VIDA

El valor del silencio

Cuando una situación es desconocida y no la podemos controlar, pienso que puede ser bueno el silencio, escuchar para entender. Cuando estás convencido de que es Dios quien dirige cada historia, ayuda mucho situarse desde el silencio ante lo que sucede. El silencio no es de cobardes, tampoco de necios. El silencio es de valientes y gente fuerte. Hablar es fácil, guardar silencio no lo es. Dicho de otra manera, se rompe el silencio con facilidad, pero guardar silencio nos cuesta. Es un valor trascendente, una virtud espiritual a la que solo llegan algunos.

El silencio permite escuchar y descubrir; si no escuchamos, no oímos. El silencio es el termómetro que mide la dimensión espiritual de una comunidad religiosa y de las personas orantes. Es una dimensión de la vida contemplativa. Cantar es rezar, el silencio, también. En definitiva, el silencio siempre ha sido un valor y el ruido, una contaminación acústica. Cuando no hay necesidad de hablar, se calla; por esto, siempre ha venido bien hablar cuando conviene, para evitar ruidos, tanto para uno mismo como para los demás.

Aprendí el valor del silencio en casa de mi madre; lo aprendí en la catequesis y grupos de oración, en la escuela, en los seminarios... y ahora me viene bien en estos duros momentos de la vida. Yo deseo rezar y muchas veces lo hago desde el silencio. María, la madre de Jesús, lo guardaba todo en su corazón. Ella es también la mujer del silencio y modelo en la contemplación.

Mi padre murió hace muchos años. Yo era todavía pequeño, apenas cinco años, y no tengo recuerdos de él. Mi madre también ha muerto hace siete años y la recuerdo con frecuencia, la echo de menos. Murió el día 6 de abril de 2014 y fue un consuelo para mí poder organizar su sepultura y su funeral según la costumbre de mi pueblo, de tal manera que hasta hoy me sigue convenciendo cómo celebramos su funeral. Se hizo lo mejor que se podía hacer en aquel momento en familia; ella estaría contenta.

Una madre no muere sola. Con ella mueren también muchas cosas: las conversaciones, los chistes, algunos nombres, la forma de preparar algunos platos, los tópicos, la costumbre de frecuentar su casa... La muerte de una madre afecta a la forma de vida de toda la familia, sobre todo, de los hijos. Me afectó a mí también y puedo decir que no me es fácil vivir sin mamá. Hasta hoy esta pérdida me envuelve en el silencio.

Afrontar la muerte de una madre es despedirse del verdadero y primer amor que nunca más se recupera; solo queda la nostalgia, el recuerdo, las enseñanzas, la imagen. Es un proceso normal y pienso que no puedo dar lecciones a nadie. La mayoría de las personas han experimentado la pérdida de un ser querido en algún momento de la vida. Todo aquel que ha perdido a un padre o una madre sabe lo que es despedirse de su cariño. Entonces te ahogas, te falta el aire, te falta vida, te quedas sin palabras, en silencio y esto puede durar años..., hasta puede quedarse para siempre. Es importante recorrer el duelo hasta sanarlo. Tengo todavía el pensamiento de que puedo encontrarme con mi madre en algún momento cuando entro en su casa.

Echo de menos su vida conmigo, sí, la echo de menos. No deseo volver al pasado, esto es imposible, no puedo rebobinar mi vida. Tampoco puedo soltar el arado y mirar atrás.

Acojo mi historia

No rechazo nada de lo que fue mi historia, ni de las decisiones tomadas, ni de las acciones realizadas... Las quiero acoger y mirar como Dios las acoge y mira desde su bondad. Tampoco pienso que mi estado de salud sea resultado de alguna maldición, herencia genética o pecado cometido en el pasado por mí o por mis padres. Estoy con paz interior y así lo confieso siempre a mis amigos. Creo que ha habido aciertos en mi pasado, el Señor ha bendecido mi camino y mi vida; pero, como cualquier persona, cuando miro hacia atrás, veo aspectos que puedo mejorar en el presente para tener un futuro pleno por la gracia de Dios.

Echo de menos mi juventud, mi tiempo de estudiante, de seminarista. Echo de menos mi familia de origen, mi actividad pastoral, mi residencia de San León y la parroquia de Nuestra Señora de Europa. Echo en falta la vida sencilla y la tranquilidad que antes tenía, a pesar de lo difícil que fue llegar a tenerla. Muchísimo trabajo antes y muchísimo trabajo después. Echo todo en falta. A veces me invade una sensación de nostalgia, pero no deseo ponerme triste... Voy a cuidar la tranquilidad interior, la paz; voy a cuidar mi cara, mis gestos, el humor y la alegría. Una cosa es tener un mal momento y otra es permanecer en la tristeza. Quiero cuidar en mí la alegría y con Pablo Neruda decir:

> El que de ti reniega [...]
> que no adopte ni halague
> a la desdicha,
> que la rechace [...]
> que corte la desdicha
> y se haga con ella
> pantalones.
>
> La vida nos espera
> a todos
> los que amamos
> el salvaje
> olor a mar y menta
> que tiene entre los senos[1].

Tú eres mi fortaleza

De pequeño, recuerdo que en mi país íbamos a bañarnos en nuestros ríos en grupo con otros niños y a jugar en tiempo de crecidas de agua dulce. Los más valientes y atrevidos utilizábamos troncos flotantes de madera para cruzar o simplemente para jugar. Si te arrastraba la corriente, te dejabas llevar sin soltar el tronco hasta el lugar donde te dejaba el agua. Siempre había una orilla y una tierra a la que llegar. Ahora que estoy en las aguas corrientes del sufrimiento, voy a agarrarme a la fe en Cristo, mi

[1] Pablo Neruda, «Oda a la vida», en *Odas Elementales*.

columna, mi tronco y, así abrazado, creo que, en cualquier momento, tarde o temprano, atracaré en algún puerto y pisaré una orilla. Tarde o temprano habrá una solución.

El Señor camina conmigo en las corrientes fuertes de mi vida, tanto en los meandros como en los rápidos, nada me falta; voy a dejarme llevar. Siempre hay un norte, siempre hay un mar. Y, si me pierdo, él, estoy seguro, saldrá a mi encuentro (*Sal* 121). Mi vida camina hacia una meta; no la conozco, pero tengo una meta segura. El Señor me acompaña. Mucha gente me pregunta por mis perspectivas de futuro, pero yo reconozco que el futuro no es mío, es de Dios; suyo es el tiempo y la eternidad, a él la gloria y alabanza por los siglos de los siglos, amén.

Soy con mi pasado

El mundo de las posibilidades es más amplio que el mundo de las realidades. No quiero imaginar ni construir castillos en el aire. Mi futuro posible está en las manos de Dios. Yo solo quiero ahora retrotraer mi pasado posando una mirada sobre mi vida personal y familiar; rastrear y comprender la pedagogía de Dios conmigo; admirarme de sus maravillas en mi vida para agradecer su bondad. Aunque no entendamos nada, todo está bien. Toda mi vida anterior la interpreto ahora como un largo tiempo de preparación para confrontar y acoger mi situación presente. ¿Cómo sería yo hoy si no hubiera vivido mi pasado? Es evidente que el Señor me ha guiado y me sigue guardando en su providencia.

El pasado no siempre es mejor. Hay pasados que no merece la pena recordar, pero siempre pertenecen a nuestra historia. Para muchos ha podido ser bueno; para otros, malo. Pero, en cualquier caso, el pasado forma parte de uno mismo. Todos tenemos una historia y cada historia personal puede ser una novela o una compilación de textos.

Cuando quiero hablar de mi pasado, me quedo sin elementos suficientes para hacer un juicio de valor sobre él, porque ahora es diferente, las cosas han cambiado mucho. ¡Qué suerte tienen muchos hoy con tantas ventajas que no teníamos entonces! No me gustaría juzgar mi pasado desde el presente. Podría errar por anacrónico. Antes todo me parecía normal y bonito, tenía su encanto y su parte feliz. Había muchísimos elementos y circunstancias que garantizaban la posibilidad de salir adelante como la disciplina familiar, la educación inculcada por nuestros padres y la fe cristiana que nos transmitía la Iglesia. Hoy la disciplina ya no es la misma, tampoco la educación. Hay supremacía del trabajo sobre la religión, del tener sobre el ser y todo esto hace que muchos valoren sobremanera los bienes materiales sobre los espirituales. La gente ya no busca «ser», quiere «tener». Una visión panorámica del mundo actual, una mirada a nuestras ciudades, a los intereses reales de las personas... lo confirman. Parece que se reza un «credo» del dinero; se hacen del fraude y de la mentira criterios para solucionar problemas y tener rápidos ingresos.

En mi infancia no conocí realmente mi historia familiar. Nadie me la explicó. Tampoco conocí a mi padre biológico físicamente; me lo imaginaba a partir de la admiración y expresión de los mayores y conocidos cuando se encontraban conmigo, porque decían siempre que yo era un exacto y vivo retrato suyo. Por eso me gustaba mirarme al espejo para, de alguna manera, reconocerle en mi propia imagen. Conocía el nombre de los poblados de mis progenitores, pero solo podía ir al pueblo de mi madre porque las comunicaciones por carretera eran terribles en aquella época; ahora han mejorado muchísimo. Yo nací y crecí en la ciudad de Ebibeyín.

Al pueblo de mi madre, Mbiralén Esandón, iba con un tanto de inquietud pues no conocía a los familiares más directos. Nadie me había contado nada, tenía que descubrir yo mismo a mi propia familia sigilosamente sin preguntar a nadie.

Tierras de Ebibeyín

Ebibeyín es una ciudad fronteriza de Guinea Ecuatorial ubicada en la región continental, Río Muni, al noroeste de la provincia de Kie-Ntem. Se localiza en la triple frontera con Gabón y Camerún. Tiene aproximadamente 60.800 habitantes y fue fundada por Teófilo Ondó Nkulu de la tribu Esandón. Según la tradición *fang*, era tío mío por la tribu.

Es muy importante recordar que esta ciudad, al estar en el cruce de tres países, es también el cruce de tres culturas y un lugar importante en el país desde el punto de vista comercial. *C'est la ville de trois frontieres, trois cultures et trois économies* ('es la ciudad de tres fronteras, tres culturas y tres economías'). Debido a la fuerte presencia de hispanos en la zona, así como en el resto del país, se habla de forma predominante en español, que es por constitución la lengua oficial y vehicular. Se aprende en la escuela. El francés y el portugués son lenguas cooficiales y, como lengua materna de la zona, se habla también el *fang*.

En Akombang, el gran mercado transfronterizo, uno de los mayores de la nación y del centro de África, se puede encontrar una gran variedad de mercancías y productos procedentes de todos los rincones del continente, y es punto de encuentro intercultural entre gentes autóctonas y transportistas comerciantes de otros países. Akombang tiene todo...

El primer hotel de la ciudad para turistas, Mbegono, fue durante mucho tiempo el único del lugar. El hotel Inmaculada es hoy uno de los más modernos en la actualidad. El primer estadio de fútbol se llama San Mamés, como en Bilbao (España), y el más reciente y moderno es el Estadio de Ebibeyín. Entre otras construcciones destacables puedo nombrar el Hospital Alfonso Oyono Alogo, el Instituto de Enseñanza Media y Secundaria (INEM, en aquel entonces), en donde estudié, y la Catedral de Ebibeyín, donde surgió mi vocación.

La catedral es un edificio de la Iglesia católica, una de las cinco catedrales que funcionan en la actualidad en Guinea Ecuatorial: en Malabo, Bata, Evinayong y la Catedral Basílica recientemente construida en la ciudad de Mongomo. Todas son hermosas y emblemáticas. En frente de la catedral de Ebibeyín, al otro lado de la carretera principal, nací yo; *je suis né devant l'eglise* ('nací frente a la iglesia'), hijo de Remigio, antiguo cocinero de los sacerdotes claretianos de la parroquia, y de Mercedes, cofundadora y miembro de la primera generación del coro Ntondobé de la catedral. Vivíamos a doscientos metros de la parroquia catedralicia. Allí nací yo y en torno a la parroquia crecí.

Ahora por las tardes los alumnos juegan al baloncesto o voleibol en el recinto escolar de INES (Instituto Nacional de Enseñanza Secundaria); otros, en grupos, resuelven ejercicios en las bibliotecas y tienen luz. Antes no era así. Mientras algunos disfrutan en el instituto público, otros acuden al centro privado Doctor María Rafael Nzé Abuy, un instituto construido por los hermanos maristas de Marcelino Champagnat. Asimismo, en la ciudad funciona el centro Cristo Rey. Son los tres modernos institutos de Ebibeyín con la tasa mayor de matriculación. Son tres también los centros de enseñanza primaria y escolar: el Colegio Jesús María, el Centro de La Inmaculada y el Colegio Público Gamal Abdul Nasser. No hay ninguna universidad, por ahora, lo cual hace que los jóvenes tengan que separarse de sus familias obligatoriamente para ir a las grandes ciudades: Malabo, Bata, Mongomo y Oyalá donde se encuentran las facultades de la Universidad Nacional y la Universidad Afroamericana de África Central en Guinea.

Ebibeyín es una ciudad cosmopolita llena de inmigrantes, en su mayoría cameruneses, chinos, cubanos, senegaleses... No es una ciudad con antecedentes de violencia ni inseguridad. Lleva desde siempre una convivencia pacífica cada vez más consolidada por la política actual del país y la evangelización de la Iglesia católica en la zona. Se recuerda frecuentemente la necesidad de dar buen trato a los inmigrantes, que son amigos y hermanos, pues los ecuatoguineanos han sido y son inmigrantes en otros países. No podemos cuidar a los inmigrantes solo con palabras.

Desde la ciudad de Ebibeyín se puede llegar fácilmente a Camerún o Gabón. En mis viajes a Libreville, la capital de Gabón, me bastaba cruzar en cayuco el río Kie que es límite natural entre los dos países. Para ir a Camerún, podía vadear el río Mehmí. Eran los dos atajos fáciles para llegar y desviarse del control fronterizo en las carreteras principales y autopistas.

Llueve sobre mojado

24 de noviembre de 2020

Vuelvo sobre mi patología crónica. Tengo que superar todavía la impotencia funcional de mis piernas con la rehabilitación y, como si fuera poco, me comunicaron los resultados positivos de la prueba de PCR. Estamos en plena racha de pandemia de Coronavirus en Madrid. Hoy comprendí bien la expresión castellana de «llover sobre mojado».

A todo lo que llevo encima, se suma en mi historial clínico el virus SARS con muchos de sus síntomas. Tengo fiebre prolongada y recurrente, tos, molestias gastrointestinales, pérdida de gusto y olfato. Cada tarde pienso que llega el ocaso de mi vida, pero, milagrosamente, llega el día siguiente. «Si el Señor no me hubiera auxiliado, ya estaría yo habitando en el silencio. Cuando pensaba que iba a tropezar, tu misericordia, Señor, me sostenía» (*Sal* 94, 17-18).

Todavía no hay vacuna, tampoco tratamiento. Los médicos van remendando la vida del paciente de coronavirus con la imaginación, pero, gracias a Dios y al buen servicio de los sanitarios en la Fundación San José, hoy puedo contarlo.

Es un momento especial, entiendo que la enfermedad no es el final, tampoco significa 'muerte'. Se puede padecer sin morir y también se puede morir sin padecer. Con la experiencia de luchar por superar el coronavirus, se incrementa mi esperanza y mi fuerza moral. Sé que también puedo superar otros problemas de salud que llevo encima conmigo. La enfermedad no es el final de mi vida. Reconozco que mi vida continúa y la enfermedad me señala una forma nueva y concreta de vida ahora. La enfermedad hace visible mi propia fragilidad y me ayuda a descubrir mejor el rostro de Jesús, a comprender también el dolor de otros pacientes.

A pesar de todo lo sucedido, me siento tranquilo. No puedo proceder de forma contraria a mi creencia porque Dios está de mi parte y me va abriendo caminos. No lo hace porque yo sea bueno, sino porque su bondad es eterna. Dios acompaña a los pobres, los enfermos, los excluidos y a todos los que sufren física o psicológicamente, no porque sean buenos, sino porque su amor es infinito y no excluye a nadie. Dios asume y se identifica con la humanidad; en Jesús, Dios se 'encarna' y acoge en su mismo ser la limitación humana. Ahora siento su cercanía y su acción en los hermanos que se acercan y en las oportunidades que se me abren. «El Señor es mi pastor, nada me falta» (*Sal* 23).

En el decurso de mi vida se han interpuesto muchas veces grandes obstáculos y ni siquiera he tenido después palabras para explicar cómo los he superado. Entonces, ¿qué digo? Es el Señor mismo quien lo hace y son milagros evidentes en mi vida.

Yo, sin saber cómo, superé la infección del coronavirus. Sin querer, ya se lo había contagiado a una de las amigas más generosas y constantes que me visitaba. Venía con frecuencia y a todos los hospitales en donde me encontraba ingresado. Sentí remordimiento y no pude guardar silencio. Preferí llamarla por teléfono para informarle sobre mi situación con la finalidad de que se hiciera también ella una prueba PCR cuanto antes; la prueba le dio positiva. Entonces se multiplicó mi dolor y mi carga de conciencia. Estaba en rehabilitación para solucionar mi cuestión de movilidad, con una infección que no tenía vacuna ni tratamiento y, por si fuera poco, se aumentaba mi sufrimiento por el contagio de Josefina. Pero ella, con su pedagogía de amiga y madre, supo borrar la culpa que sentía con una sencilla expresión: «No te preocupes, Remigio, esto es de todos, podía haberme contagiado en cualquier lugar de Madrid y en cualquier momento. Y aún con esto, te prometo que en cuanto me pase la infección, te visito igual y próseguimos la dirección espiritual porque a mí me gusta hablar contigo». Me hicieron dos pruebas que me salieron también negativas; ella dio negativo dos días después.

Josefina no cambió de programa ni de opinión, ni nunca me trató de forma despectiva. Volver a sonreír y compartir con alguien a quien había contagiado el coronavirus no es poca amistad, ni es tan frecuente. Agradezco su generosidad, su cariño, el acompañamiento sistemático y las veces en que me ayudó a gestionar procesos administrativos y a tramitar muchos documentos con su amiga Isabel, otra maravilla. Cuánto agradezco los regalos por mis cumpleaños, Isabel.

Un nuevo estilo de vida
28 de noviembre de 2020

Mientras iba de faena en faena, seguía trabajando fuerte pensando que el virus se había ido por completo. Pero nada, todavía estaba de algún modo conmigo. No quedaba carga viral alguna ni síntomas, pero sufría secuelas. Con los veintidós días de confinamiento, perdí progresivamente todo lo que había ganado de movilidad en rehabilitación. Ya no podía coger ni siquiera el andador para desplazarme. Se había ido todo, todo completamente. Y no solo esto, sino que apareció un malestar general por el que tuve que someterme otra vez más a pruebas y estudios hasta que los cuadros clínicos hicieron decidir otro ingreso. No cambié de actitud, tampoco me daba miedo. Iba asumiendo mi situación vital, mi realidad humana. Era lo que me tocaba vivir en el momento, mi gracia actual, desde la cual vivir mi sacerdocio, responder al Señor en colaboración con su gracia con una actitud siempre positiva en mi enfermedad y siempre alegre. Existir es esperar y todo aquel que espera vive de una forma determinada y diferente, vive vigilante en la alegría y el amor.

En varias ocasiones me quedaba en silencio sin decir nada a nadie. No quería dar trabajo ni ser pesado, ni molestar a la familia y los amigos. No me sentía bien dando disgustos a la gente que me cuidaba. Ellos también tenían derecho a estar tranquilos. Vivía pausado y callado, experimentando un nuevo estilo de vida. Sentía a flor de piel el deseo y las ganas de informar otra cosa distinta y buena sobre mi estado de salud, pero solo me quedaba con las ganas. Todavía no llegaba nada de la mejoría que esperaba e imaginaba para poder comunicar buenas noticias. Confiaba en que llegaría la salud y que no era todavía el final. El sufrimiento no podía ser definitivo.

Aprendí en la cruz de Jesús que el sufrimiento fue vencido y Cristo traspasó la muerte y resucitó. Mi dolor es solo un momento en el decurso de mi vida como otros tantos que han aparecido y han sido superados gracias a Dios. Creo que el sufrimiento no es eterno; solo Dios es eterno y todo lo demás pasa. Ahora quiero aprovechar la oportunidad que me da mi enfermedad para rezar por los enfermos, los bienhechores, los amigos y, sobre todo, por la unidad y la resiliencia de mi familia natural de Guinea Ecuatorial. Que el Señor me conceda salud y alegría; que nos guarde en la unidad en este momento de oscuridad e incertidumbre. Con palabras de Pilar de Francisco puedo decir:

> Quiero vivir en este tiempo de DOLOR
> pero no anclada en el pesimismo
> ni en la desesperanza.
>
> Quiero vivir en este tiempo de LÁGRIMAS
> sin perder la sonrisa en los labios
> ni la alegría del corazón.
>
> Quiero vivir en este tiempo de OSCURIDAD
> dejándome iluminar por la luz
> que cure mis ojos ciegos.
>
> Quiero vivir en este tiempo de INCERTIDUMBRE
> con la necesidad de arriesgar,
> de saltar en el vacío de tus certezas[2].

[2] Pilar de Francisco Vilanova, *Esa gota*.

6. LA PACIENCIA TODO LO ALCANZA

Una nueva operación

Me han vuelto a llamar desde el hospital, me van a ingresar otra vez. Ya son muchísimos ingresos y muchísimas cirugías. La tercera operación en un espacio de dos años. No voy a arredrarme, quiero mantener mi talante y alimentar mucho más la paciencia para afrontar esta nueva intervención quirúrgica. Esta vez dice el médico que será una laminectomía, una cirugía de descompresión. Ojalá me la hubiera hecho mucho antes, pero nunca es tarde, estoy a tiempo, mi Dios es el mismo de siempre.

Voy a disponerme como si fuera la primera vez y a aceptar todo lo que la vida me ofrece ahora. Es mi vida y en todo lo que viene, viene Dios; todo es gracia, todo es oportunidad. Tal como he aceptado los buenos momentos, voy a aceptar también estos ratos de sufrimiento porque ya empiezo a pensar que esta es mi historia, este es mi camino y cada uno tiene el suyo. Rechazar y no aceptarlo puede ser más dañino e incluso letal.

Se me confirma que la vida siempre trae pruebas y a todos los niveles. La falta de salud es una de estas grandes pruebas que encuentra lugar en nuestro cuerpo limitado, susceptible de enfermedad. El cuerpo humano es débil, padece, y esto es natural. Vivir requiere superar estas pruebas, esta es la dirección de la vida: afrontar la realidad, acogerla, caminar siempre hacia delante. Ahora, cuando las dificultades de la vida aparecen de serie en serie, no puedo bajar el listón, sino que, como anteriormente, me quiero preparar para afrontarlas, asumirlas, superarlas y continuar.

Quiero agradecer el hecho de ser todavía tratado por especialistas porque muchos no tienen esta oportunidad; algunos por razones económicas, otros por razones geográficas, otros mueren sin haber podido disfrutar de este cuidado. Estoy enfermo y roto, pero estoy vivo. Voy a agarrarme a este porcentaje de vida y seguir agradeciendo el milagro de despertar cada día en buenas manos, bajo un techo y con cuidados de enfermería especializados. ¡Qué pedazo de suerte me ha dado el cielo!

NAVIDAD EN EL HOSPITAL

25 de diciembre 2020

Sigo ingresado en el hospital. Pienso hoy que la alegría y el éxito muchas veces van cogidos de la mano. Cuánto me arrepiento de los días en que me he puesto triste teniendo grandes «éxitos» entre mis manos sin saberlo; es mi negra ingratitud. No tengo razones para quejarme, Dios lo hizo todo bien. Se puede estar bien en cualquier lugar y en cualquier momento; se puede «ser» uno mismo y vivir con alegría en cualquier circunstancia. No puedo pretender que todo salga bien sin cuidar la actitud de gozo. La alegría y la positividad dan brillo y salud a nuestra vida. Trabajar la alegría es el primer cuidado que me quiero dar para ponerme después en manos de los terapeutas y médicos, en manos también del Dios que me acompaña.

Es preciso predisponer mi mente y mi corazón. Después de cirugías reiteradas, no me alegra para nada estar tanto tiempo encamado ni los preoperatorios ni los postoperatorios y el quirófano tampoco me parece un lugar de tapas. Soy consciente del lugar que frecuento y del terrible momento que atravieso en cada intervención. Gracias a la fe, la educación familiar y la predisposición personal, encuentro sentido y fortaleza. La tolerancia, la paciencia y la alegría son actitudes imprescindibles. Quiero aprender a esperar, no me valen las prisas. Tampoco me sirve para nada «no estar en mis cabales».

La paciencia todo lo alcanza

La paciencia es una actitud humanamente muy sana y también es cristiana. «La paciencia todo lo alcanza», decía santa Teresa de Jesús. Hoy por hoy, lo he aprendido bien, lo he experimentado y comprobado. Me ayuda sobremanera esta actitud de la santa para avanzar, me ayuda también la visión cristiana del dolor y la realidad social del entorno en el que yo nací. Soy natural de un mundo donde el sufrimiento es normal y ordinario. En la vida se sufre, pero se vive; no se concibe una vida sin dolor, ni dolor sin vida.

Se nace y se vive en medio de sufrimientos y la realidad hace de cada vida humana una historia de dolor, pero junto a él se vive y se avanza. Aquel que no padece dolor físico puede padecerlo psíquicamente. Esta realidad me hace fuerte, hasta el extremo de no asustarme nunca ante el dolor o el bisturí. Mi vida está hecha a prueba de dolor.

Por tanto, ni decepción ni desánimo ni frustración. Soy un fruto que ha crecido con la sequía, un «espartano», y no me puede sorprender el fuego de la vida habiendo nacido bajo del sol.

Sufro en mi cuerpo el martirio de la enfermedad, pero voy a mantener el sentido de la vida para superar la adversidad, avanzar y enseñar. Voy a vivir con la mirada hacia adelante, hacia los nuevos horizontes que nos abre Cristo, Dios hecho carne, hecho uno de nosotros (Encarnación), un gran misterio para la humanidad. El deseo de Dios es que la persona viva, y Dios mismo se hace uno de nosotros para que sepamos alzar la mirada hacia delante. «Levantaos, alzad la cabeza, se acerca vuestra liberación» (*Lc* 21, 28). En Cristo ahora puedo esperar algo nuevo, puedo esperar un día mejor para mí y para todos. Nace Cristo, nace también la salud; nace la fortaleza en mi vida.

En la adversidad, no me ayuda una actitud negativa ante la vida, tampoco el fatalismo. Me fortalece la reflexión creyente y no esperar explicaciones en vericuetos extraviados. En los momentos de oscuridad, así como aparecen «ángeles», surgen también «demonios». Quiero saber discernir los signos y los comentarios que llegan de los amigos, los estereotipos; no faltan exabruptos, tampoco el cotilleo de los habladores cuando alguien cruza la noche. No quiero hacer caso de «filosofías de sospecha» de gente indiferente al sufrimiento ajeno, de gente que piensa que la adversidad es únicamente retribución y recompensa por la mala vida del pasado; estos siguen con una imagen de Dios del Antiguo Testamento, no han recibido todavía el rostro de Dios-Padre que nos mostró Jesús de Nazaret y no han podido vivir su dolor junto a Jesús en su cruz.

En el dolor podemos encontrarnos con explicaciones de todo tipo. Esto también le pasó a Jesús en la cruz cuando uno de los dos ladrones ajusticiados con él le insulta: «¿No eres tú el Mesías? Sálvate a ti mismo y a nosotros» (*Lc* 23, 39). Lo bueno es que nada es cierto porque se dice, las cosas son ciertas y verdaderas porque son. Y cuando hay aceptación o coherencia entre lo que se dice y lo que se vive, entonces podemos hablar de «verdad». Por ello no me preocupan los falsos comentarios; la ciencia tampoco lo es todo, ciencia y fe permiten trascender para acoger mi presente y seguir avanzando. «Sábete, Sancho, que es de pechos nobles y generosos no hacer caso de niñerías»[1]. Los momentos de Dios son perfectos y llegan con paciencia y paz. No quiero ruidos, quiero silencio.

Hay personas muy lindas y especiales que nunca han conocido el dolor de la sonda fuera del quirófano ni el escozor de la heparina por la mañana en una planta de hospital. Es difícil que comprendan el dolor que supone la enfermedad y el esfuerzo que hace el paciente para permanecer en sus cabales. Muchas de estas personas piensan que el dolor es una factura por los pecados cometidos. No es así.

El dolor, la enfermedad no es algo que sufren algunos, no es un castigo divino; es una circunstancia natural, humana. Por esto no quiero preguntarme por qué me ha tocado a mí, ni perder la paciencia. Sigo convencido de que me ayuda la paciencia que recibo con la fe en Jesús. No depende de mí, la paciencia es don, es gracia y bendición de Dios. Él me bendice con la paciencia y me ilumina para encontrar sentido en el sufrimiento.

---

[1] Miguel de Cervantes, *Don Quijote de la Mancha*, Primera parte, cap. XXI.

He aprendido que cualquier vida bien vivida se vive desde el amor, con alegría y en esperanza. Quien espera vive de una manera diferente. Existir es esperar. Aprendí que un instante de vida tiene el mismo valor que mil años, por ello me alegro de cada minuto en que me siento vivo, y lo recibo dando gracias a Dios. Solo tengo que colaborar con este don de la vida, que Dios todavía me concede, agradecer y compartir.

¿Y QUÉ ES PROGRESO?
11 de enero de 2021

Me han operado el día 9 de diciembre y el 11 de enero de 2021 estoy todavía haciendo el postoperatorio en la Fundación Jiménez Díaz de Madrid. Aquí me pilló la gran nevada de la borrasca Filomena, los días en que Madrid quedó paralizada. Desde la ventana veía a la gente caminar con la nieve hasta las rodillas en la Avenida de los Reyes Católicos, igual que en la calle Isaac Peral, hasta donde alcanzaba mi vista. Mientras los medios de comunicación más invitaban a permanecer en casa, más se llenaba la calle de gente. Muchos se lesionaban y otros morían en accidentes por no hacer caso. Pasaban las máquinas quitanieves. No había urraca en vuelo, conejos en tierra, ni cotorra en rama. Las calles estaban pintadas de blanco, como si fueran enormes bloques de sal en las salinas. No había pan en el hospital, las enfermeras hacían doble turno, se cerró el transporte público y muchos no podían regresar a casa. Los más impacientes se iban a pie o ayudados por algún amigo en sus vehículos. ¡Cuánto peso llevaban los pinos, los cipreses y cedros preciosos de Madrid! Las flores cubiertas por la nieve perdían su belleza. Nunca había visto algo igual. Esta situación inenarrable me inspiró y me hizo pensar sobre el progreso humano en la tierra y el desarrollo de los pueblos del mundo. La Filomena me hizo recordar el acontecimiento del diluvio universal.

Muchos creen que es imposible hablar de progreso humano al margen de las actitudes humanas. La referencia es la humanidad. Cuando faltan actitudes, valores, el progreso solo se reduce a un incremento material y económico, no podríamos hablar de un progreso propiamente «humano». Las actitudes añaden «valor» de humanidad, por esto decimos que tal persona es muy humana, porque tiene actitudes que dan valor a lo que es, lo que vive y lo que transmite. La humanidad y la ética van cogidas de la mano.

Las cosas no solo tienen que ser, sino que tienen que ser buenas. No basta con haber nacido, con ser persona, es preciso perfeccionar lo humano, llevarlo a plenitud, ser personas plenas, verdaderamente humanas. El progreso no debería medirse por el crecimiento cuantitativo, sino por el crecimiento cualitativo, por su humanidad, por la búsqueda de la verdad, del bien. Y el bien es mejor cuando es un bien común.

Constato la pretensión de anular la verdad objetiva para introducir verdades subjetivas como dogmas, inculcando nuevas leyes deducidas de los valores democráticos. Por ejemplo, en una situación de persecución, guerra y muertes, nadie le pide a nadie que se quede en casa, uno mismo se queda en casa por elección personal y por iniciativa propia al constatar el peligro. ¿Hace falta que alguien nos enseñe el peligro? Si tienes un sótano, te escondes allí mientras duran las hostilidades; así lo hicieron muchos judíos en tiempos del Nacional Socialismo de Adolf Hitler; así lo hicieron los Utus y los Tutsis en Rwanda; así, muchos guineanos en tiempos de triste memoria de Francisco Macías Nñegue Ndong, en Guinea Ecuatorial; así, muchos en tiempos de Mabutu Sese Seko en la República Democrática de Congo; igualmente en tiempos de Idi Amin Dada Oumee en Uganda; así, hoy en Ucrania...

En tiempo de guerra, muerte o persecución, nadie se queja de la comida ni de confinamientos perimetrales ni se habla de consumir en la barra o exteriores. No se puede ir a ver un partido de fútbol ante la amenaza de misiles. Cada uno se da a sí mismo el toque de queda. ¿Qué nos pasa hoy, que nos cuesta captar el sentido de peligro y emergencia en la vida social? ¿Hay que llamar progreso a esta tendencia de hacer cada uno su norma y poner encima de todo el interés personal en detrimento del bien común? La democracia es un buen sistema de gobierno, nos han enseñado así a lo largo de la historia, pero nadie nos ha dicho que la democracia a menudo se disfraza.

Durante la pandemia, de alguna manera hemos experimentado una «guerra» indiscriminada, pues el virus no respetó edades, sexo, clases sociales, religiones... Solo cosechaba muertes abundantes. ¿Hay que recordarme que me quede en casa? La verdad es que está fallando algo, falla el sentido de la objetividad; puede llegar a madurar la moda de la esquizofrenia social en el mundo entero porque se está perdiendo sensibilidad y visión para reconocer los signos de los tiempos.

Me cuesta entender el concepto de democracia hoy con la existencia de fábricas de armamentos; el derecho al matrimonio, con las leyes de divorcio; la necesidad de conservar la naturaleza, con la ley de eutanasia; el derecho de los niños, con el derecho al aborto. Un progresismo sistemático que aparece en nuestras sociedades donde el perro goza de muchas más ventajas, identidad y cariño que la propia persona. Entonces, ¿en qué términos puedo hablar de progreso humano cuando en muchas ocasiones las personas no son tratadas y reconocidas en su dignidad? ¿Puede haber progreso humano cuando en realidad la dignidad humana sigue siendo amenazada? Ante todo, yo exigiría una objetivación de conciencias, una revisión, orden, control, autoridad, orientación y actitudes para alcanzar, de una vez por todas, este progreso que muchos tenemos ganas de ver.

Hoy se habla de moda, de mundial de escalada, de turismo espacial; no sé si es poco o demasiado lujo para un mundo todavía afectado por pandemias. Algunos luchan por el cambio climático, pero otros están de paseo por el espacio. Se ensayan armamentos balísticos, mientras el paludismo y otras enfermedades cumplen aniversarios. Me gustaría un mundo sin pandemias, sin misiles, sin cáncer, sin paludismo, sin ELA... Me gustaría, sobre todo, un mundo más solidario y sensible. ¿Qué más se puede hacer y decir hoy para despertar la conciencia humana adormilada? ¿En dónde se puede encontrar el fármaco que cure la insensibilidad, que mate la serpiente de la ambición? El ser humano puede prosperar y no sobrevivir. La verdad es que trabajamos para nada cuando no trabajamos para la vida. El trabajo humano, la investigación, la cooperación internacional, el progreso de las naciones... todo tiene que confluir para mejorar la creación y levantar la dignidad humana que puede caer en picado ante la ausencia de responsabilidad personal y social.

¿Lo más urgente?

Nuestro comportamiento social puede guardar paralelismo con el mito bíblico de Adán y Eva. Es como si estuviéramos comiendo de nuevo del árbol del conocimiento del bien y del mal. En este episodio, Adán pensó que en el conocimiento del bien y del mal estaba la plenitud de la vida, el ser como dioses. Pero al comer del árbol, perdió su propia esencia. Nuestro mundo parece verse hoy en el mismo banquete de manzanas. La «manzana» (*malum* en latín) tiene como desenlace la crisis humana y espiritual de sus comensales.

«Quien come la manzana tendrá una vida sana», reza un dicho castellano. La naturaleza es sana, pero aquel que consume la «manzana» del mal, de la soberbia, lo más cierto es que termine deshumanizándose. Podemos tener una idea de lo que ocurre cuando consumimos el fruto del árbol del conocimiento del bien y del mal: la inseguridad y la autodestrucción. Por eso, Adán se esconde.

Es decir, la tendencia de decidir lo malo y lo bueno, lo justo y lo injusto, lo que hay que hacer y lo que no, al margen de Dios, es la causa de muchos males que hoy afectan a la vida humana e impiden el desarrollo integral de los pueblos.

Hay que salvar la naturaleza, de esto sabe mucho san Francisco de Asís. Este santo me gusta. Hay que salvar los árboles, la vegetación. Hay que mejorar la recogida selectiva, cuidar el agua y el aire. Hay que encontrar nuevas formas de reciclar. Hay que producir menos, aprender a vivir solo con lo necesario.

El plástico, el papel, el vidrio, los metales, el agua, la ropa, la basura… todo se recicla, la vida misma se recicla. Es que la vida está en un proceso continuo de reciclaje hacia adelante, hacia lo nuevo, hacia el bien. Se recicla para mejorar. A medida que avanza la ciencia, los conceptos se cargan de nuevos significados, el lenguaje cambia. Pero el verdadero reciclaje tiene que ser el reciclaje de nuestras formas de vida y pensamiento, de nuestras costumbres y formas de relacionarnos. Es como un volver a nacer de nuevo.

Hago mis reflexiones en tiempo de pandemia y de la borrasca Filomena. Es un tiempo en que lo más urgente no puede ser el pan ni la mantequilla; lo más urgente ahora puede ser, quizá, el servicio y la disponibilidad de todos, la buena voluntad para recuperar la normalidad y nuestra libertad de movimiento. Para ello, la disciplina es condición. Urge la disciplina, la obediencia, el cariño y el buen servicio hacia los demás, porque todos somos responsables de la sociedad y de la vida de nuestros hermanos, siempre. El mal puede ser la indiferencia y el escepticismo en un momento en que la sociedad requiere nuestro tiempo, nuestra profesionalidad, nuestro cuidado, nuestra esperanza.

En este tiempo de desgracia he visto trabajar a mucha gente: militares, sacerdotes, voluntarios de Cáritas, virólogos, epidemiólogos, políticos, técnicos, vulcanólogos, periodistas, sanitarios en general y otros. Vi llegar la vacuna, vi también la subida de la bolsa después de la aparición de las diferentes vacunas. Me vacuné, aunque ya me había contagiado con el virus, pero no conocía a ciencia cierta cuál sería el siguiente paso.

El virus era todavía muy desconocido y se empezaba a investigar para ofrecer alternativas y remedios. No fue nada fácil para nadie, pero en un periquete llegaron muchas soluciones. Primero aplaudimos la disminución de contagios con el uso de mascarillas. Aplaudimos la elaboración de la vacuna en un tiempo récord, fue una gran solución. Aplaudimos a todo el personal sanitario por su servicio heroico. Nos hizo pensar que, si se hubiera puesto el interés y los medios necesarios, se habrían podido encontrar vacunas y remedios para muchas enfermedades, de todo tipo, que azotan todavía a la humanidad, por no decir a los más pobres.

Con buena cara

Cuando una persona descubre que la tristeza, el mal humor, el fruncir el ceño... ni es estético ni sirve para nada, empieza a intuir el camino de la felicidad y aprende a reír en la adversidad. No quiero llevar nunca una cara de «mala uva», quiero mantener la felicidad. Es que la persona feliz no es triste, sino alegre, aunque sufra. No se preocupa de la adversidad ni de la tormenta, sino que vive. No pone su felicidad en lo que tiene ni en el lugar en donde vive, sino que fundamenta su alegría en el interior, en el «ser» y por esto puede también ofrecerla en cualquier circunstancia. La alegría se manifiesta cuando se debe y como se debe. El que es feliz lo es con todos y siempre puede compartir su dicha a todos, sin exclusión de clase ni mentalidad y, además, sale siempre al encuentro del otro.

Ser feliz no significa ignorar el dolor. La felicidad calma el dolor porque lo incluye como parte suya. La persona feliz no es sádica, sino realista; supera los obstáculos y logra integrar los momentos de adversidad que trae la vida real. El dolor no tiene el poder de truncar la alegría ni la felicidad. Solo nosotros tenemos ese poder. Dolor y alegría pueden ir bien cogidos de la mano. Se trata de acoger lo que se tiene y vivir y vivir y vivir. Reconozco que esto requiere práctica, tiempo y tolerancia. Demos el tiempo necesario y no pensemos que hemos perdido. El tiempo abre la vida por delante y esta es la dirección, mirar hacia adelante.

La falta de tolerancia en la espera del resultado de nuestros proyectos, las prisas y el deseo de satisfacción instantánea, propias de la sociedad de inmediatez, son algunas de las causas de nuestra tristeza y angustia. Crean sentimientos de frustración y de derrota haciéndonos pensar que la felicidad es inalcanzable cuando solo hay que optar por ella en la encrucijada de cualquier camino.

Tenemos muchísimas razones para ser felices y sonreír, muchísimo por lo que agradecer siempre a Dios y demasiado poco que pedir. No busquemos la felicidad por vericuetos extraviados en donde no la alcanzaremos nunca.

Con prisa, pero con pausa

Estaba acostumbrado a vivir con prisa, pero más tarde me di cuenta de que la prisa me quitaba el sabor de la vida; podía disfrutar de la vida también haciendo las cosas más despacio. Quería hablar deprisa, caminar deprisa, ducharme deprisa, rezar deprisa; el bus o el metro también los cogía con prisa. Todo deprisa. Pensaba deprisa, vivía deprisa, a la velocidad del sonido. En un principio pensaba que con la prisa saboreaba mejor el néctar de la vida y me comía el mundo haciendo una cosa tras otra. Llenaba mi agenda y mi tiempo hasta el extremo de que me faltaba tiempo para todo. Salía a la calle con prisa, entraba con prisa, atendía el teléfono con prisa; no conducía, sino que volaba en mi coche con prisa.

Agradezco haber dado este paso gigante y descubrir que para vivir tengo que dejar la prisa. Con la prisa no gano la vida, la pierdo; y mucho más cuando la prisa se convierte en criterio o sistema de vida. Hay cosas que debo hacer con urgencia, pero otras exigen calma y tranquilidad. Encontrar el equilibrio y la justa medida entre la prisa y la pausa es el camino para descubrir el ritmo adecuado.

La prisa me crea impaciencia, me vuelve exigente, me imprime agitación. Descubro demasiada prisa en mi modo de actuar y siento que pierdo la esencia de la vida. A veces pienso que lo que me pasa puede distraerme y avanzo dejándolo atrás. Pero no caigo en la cuenta de que «lo que pasa» me construye si me detengo y acojo lo que trae de nuevo a mi existencia.

Una historia que siempre me ha gustado es la de aquel muchacho que iba con su patinete a gran velocidad en plena ciudad. En su camino, encontró un semáforo en rojo. Al mismo tiempo cruzaba lentamente el paso de peatones un señor de edad avanzada, sin prisa. Después del frenazo, se resbaló el patinete y tanto el joven como el anciano se fueron al suelo, aunque sin daños considerables. El joven quiso levantarse deprisa, pero antes de poder hacerlo, el señor le preguntó a dónde iba con tanta velocidad. El joven, algo desconcertado, le contestó: «A decir verdad, yo tampoco lo sé». Muchísima prisa y tantas veces sin causa.

Yo muchas veces voy a gran velocidad sin saber a dónde. Creo que conviene a veces caer del patinete para hacer un *stop* y replantear mis objetivos, para meditar y discernir sobre esta quinta marcha que lleva mi vida. Tengo que parar, una vida excesivamente veloz y acelerada pierde su virtud y crea ansiedad.

De nuevo, gracias
19 de enero de 2021

Yo no puedo quejarme de nada, tampoco quiero exigir nada. Recibo muchísima atención de parte de la Iglesia, de la Seguridad Social española, también de mi familia. El Señor pone ángeles en mi camino, ahora se han sumado para mi acompañamiento el grupo de la Divina Misericordia de mi diócesis. He recibido los mejores servicios y procedimientos terapéuticos posibles para una recuperación positiva en tiempo récord. Solo que el cuerpo no se recupera tan pronto como quisiera. Muchas veces se quiebra. Pero tengo muchísima suerte y el Señor también me acompaña.

Es una gracia y un lujo gozar de los servicios que tengo. Es el Dios generoso quien me acompaña y reconduce mi historia personal por estos caminos insospechados. De hecho, no sé explicar cómo he llegado hasta este hospital, cómo he llegado al estado de salud, emocional y espiritual en el que me encuentro en estos momentos. Ni lo he buscado ni lo he programado; todo me ha venido de sorpresa, como regalo; todo es providencial. No tengo de qué quejarme porque Dios está conmigo y lo prevé todo en las personas que me rodean.

Agradezco la buena organización de la Iglesia de la diócesis de Madrid que ha favorecido la cercanía. Rezo para que otras diócesis alcancen estos niveles de organización y acompañamiento. Me admira la calidad de servicio de la Fundación Jiménez Díaz y deseo esto mismo para los hospitales de todo el mundo. Acojo cada día como venga, pues diariamente tengo una oportunidad nueva para aprender más. No me quejo, sino que agradezco la suerte que el Señor me ofrece ahora y siempre, por medio de mi familia, los hermanos y la Iglesia. Gracias, Señor. Espero que ponga también en mi vida la humildad suficiente para reconocer en todo momento este esfuerzo de mis hermanos y disponerme para el mismo servicio en medio de la Iglesia tarde o temprano. Quiero salir de esta situación mejor persona y más bueno para todos.

Son años duros y muy fuertes para mí, pero también son años para agradecer, aprender y desprenderme. Primero voy aprendiendo de la vida y también desprendiéndome de las falsas seguridades. La vida no nos quita nada, sino que nos libera.

En estos años me he perdido muchas cosas, pero sobre todo he ganado otras. Ha sido solo un empate. Los proyectos, el tren de vida, los estudios, los viajes programados... todo carece de relevancia ahora ante el hallazgo de la bondad y la misericordia de Dios aquí y ahora. Un Dios que es bondadoso con todos, que tiene un sueño para toda la humanidad, no solo para mí, y pide mi colaboración en mi aquí y mi ahora. Quiero seguir esa llamada. Es Dios mismo el que se acerca a mí a través de los amigos, compañeros y la gente buena que me rodea. Lo que el mundo me ha arrebatado fortuitamente, Dios me lo ha repuesto y me ha dado mucho más y con un entorno nuevo. Puede ser una experiencia «redonda» si todo este recorrido se concluyera con mi recuperación o algún nivel de independencia o movilidad. El Señor hablará.

7. MI QUERIDA ÁFRICA

La tierra que me vio nacer

No pretendo exponer ahora la historia de la tierra que me vio nacer. No hago historia, hago autobiografía y en mi corazón laten recuerdos y sentimientos sobre la tierra de mis raíces. Además, si hiciese historia, no sabría exponerla, porque la historia de África es muy amplia, no empieza con la colonización ni con las independencias de los diversos países que la integran. Empieza mucho antes. Con todo, no puedo eludir ni ignorar que esta tierra es la cuna de la humanidad; una tierra repartida ahora en 55 países en donde se hablan más de 1.500 lenguas y dialectos en la actualidad. Una tierra de contrastes, de sabiduría y descuidos, de riqueza y pobreza, de vida y muerte... Como puede suceder también en otras partes. En África, no todos lo pasan bien, pero tampoco todos lo pasan mal. Realmente el continente podría ser un remanso de paz donde todos vivieran bien y felices. Pero, a veces, África se ve eclipsada por estereotipos, comentarios, pensamientos encorsetados y perpetrados por algunos captadores de imágenes que muestran un rostro no fiel a la realidad de este maravilloso continente.

Es una tierra hermosa, una tierra de futuro. Si volviera a nacer hoy, elegiría otra vez África como mi lugar de origen. Las pateras y la emigración a otros mundos no ensombrecen la hospitalidad de nuestra gente ni su riqueza cultural encarnada en sus hijos talentosos y artistas. Quiero recordar a Antón Wilhelm Amo, doctor en filosofía y en derecho por la universidad de Halle, en Alemania, el primer negro en lograrlo. A san Aurelio Agustín de Hipona, nacido en Tagaste, actualmente Argelia, filósofo y teólogo. A Nelson Mandela, político y filántropo sudafricano. A Ellen Johnson Sirleaf, primera mujer presidenta en África. A Miriam Makeba, cantante. A Desmond Mpilo Tutú, obispo anglicano y pacifista. A Robert Sarah, cardenal de la Iglesia católica. Y tantos hombres y mujeres africanos...

Quiero recordar aquella sabiduría que los padres transmitían a través de cuentos, epopeyas, dichos populares y proverbios durante las veladas o en Abaa[1]. Quiero recordar la riqueza del continente, su naturaleza y minerales; posee más de sesenta tipos diferentes de minerales y contiene un tercio de todas las reservas minerales del mundo. Cuenta con un gran número de recursos naturales, como los yacimientos de petróleo y gas con solo un 17% de la población mundial. Basta asomarse a las estadísticas mediáticas para reconocer su riqueza. Sus minerales son su gracia y su desgracia.

La cultura africana es tan antigua como la misma especie humana. A pesar de su riqueza, muchas veces la guerra y los conflictos la han convertido en una cultura de muerte. Me enseñaron de niño que el hombre emigró desde África a otros continentes. La Revolución Neolítica ocurrió en el año 4500 a.C. Del Neolítico se pasó a la Edad de Hierro. Los datos aparecen en uno de los relatos de los

[1] Construcción tradicional al aire libre donde se reunía el pueblo *fang*.

míticos periplos de Hanón de Herodot, relatados por Augusto Iyanga Pendi en *Historia de Guinea Ecuatorial*.

Mi familia reside ahora en África Central y Ecuatorial. Los *fang* procedemos del noreste africano, de la región sudanesa. En el siglo XIII se establecieron al norte de Camerún y, al ser atacados por los fulbé[2], se fueron situando al suroeste, hacia Gabón, Guinea Ecuatorial y Congo Brazaville. Así lo cuenta Iyanga. En esta zona se centraron los intereses franceses, españoles, portugueses y los del monarca belga Leopoldo II. Como en las otras zonas del continente, la esclavitud era conocida y practicada desde muy antiguo; tenía carácter de servidumbre familiar. Este estado de «servidumbre» sigue vivo en tantos hombres y mujeres que no han descubierto otra manera de vivir. Por lo tanto, puedo decir que soy hijo de una tierra de minerales y también de esclavitud. Sigo dando razón a aquellos que piensan que la libertad es el estado natural del hombre y su derecho inalienable. Todos los hombres y mujeres son libres e idénticos en materia de derechos y dignidad. La esclavitud, la servidumbre, las torturas y los maltratos son rechazados por la Declaración Universal de los Derechos Humanos.

La Guinea que yo conozco

Desde mi nacimiento hasta hoy, no he conocido otra Guinea mejor que la que estoy conociendo ahora. Siempre se puede mejorar un país, siempre se puede redescubrir, es verdad. Yo no tengo un buen recuerdo de la Guinea del pasado.

Si hago una mirada retrospectiva, tengo todavía en mi mente la imagen de los retretes del centro escolar de

[2] Tribu camerunesa.

Ebibeyín. Eran auténticos vehículos de contaminación. Si estabas sano, después de usarlos terminabas necesariamente el día con fiebre; fue mi caso varias veces. La suciedad, el hedor, el susto, la humedad me quitaban las ganas de volver a utilizarlo, solo en caso de urgencia. Aprendí a no hacer necesidades en las instalaciones de los complejos escolares, sino a adentrarme en la selva más cercana, aunque también corría otro peligro.

Recuerdo los edificios de entonces. Era difícil encontrar una construcción pintada y, si tenía color, era el color de tierra propiciado por un polvo de muchos años que se pegaba a las casas por el viento o el paso de los vehículos. Así eran: antiguos, deteriorados y sin pintura. Me acuerdo bien de la catedral de Ebibeyín, los mercados, las escuelas, el hospital y así también las 50 viviendas sociales. No había asfalto ni carreteras y las que había eran de gravilla de pocos metros de anchura, parecían caminos. De Ebibeyín a Bata había 220 km y se tardaba un día en recorrerlos; si llovía, no se sabía la hora o día de llegada. No conocía los semáforos, pues soy del interior del país, de Río Muni; los que venían de la capital tampoco me habían comentado que los hubiera en la ciudad.

Los nacidos en las inmediaciones de la catedral en Ebibeyín éramos privilegiados; podíamos sentarnos en la entrada del templo y aprovechar de noche la reverberación de la única bombilla de la puerta central hasta las diez de la noche. Nadie tenía luz en sus casas ni agua corriente. Nadie se podía imaginar que algún día llegaría el agua a sus casas. No había infraestructuras, tampoco abastecimientos de alimentación, sino mercados donde acudía la gente con sus productos. Yo fui a vender en muchas ocasiones. En mi país nunca se ha hablado de desperdicio de alimentos ni ha sido una preocupación el sistema alimentario. La gente se alimentaba de lo que daba la tierra y lo que había no se podía desperdiciar. No había industria y los alimentos importados eran carísimos.

Todavía me acuerdo de la explosión de gritos y cantos de alegría que se producían en mi barrio cuando llegaban los camiones de ayuda humanitaria. Camiones de harina, sardinas, azúcar, aceite de oliva y leche en polvo. Los vi llegar muchas veces y participé en sus descargas en varias ocasiones. Era una auténtica fiesta para los alumnos y los responsables de centros escolares. Un momento especial y prometedor. Sabíamos que íbamos a comer bocadillos de sardina y atún, a tomar leche en las horas de recreo en la escuela. Se ponían tristes los muchachos que no iban a clase.

Normalmente, cada familia cultivaba su finca para el consumo propio, todavía lo hace. Algunos maestros «invitaban» a sus alumnos a sus fincas para hacer los trabajos preparatorios de cultivo. No se vivía como explotación, era colaboración y se toleraba sin problemas. Aprendíamos a trabajar gratuitamente sin pedir nada a cambio. Me acuerdo de las enormes cañas de azúcar, «misebeck», que comíamos después de trabajar en los sembrados de don Eugenio Mbá Meñé, mi maestro de tercero y cuarto de primaria de feliz memoria.

No tener nada era lo normal. Nadie se quejaba, nadie sentía necesidad de exigir, «¿qué?». Tampoco habíamos sido educados para reivindicar derechos. Cada familia buscaba con sus propios procedimientos maneras de sobrevivir con la agricultura. Se cultivaba ñame[3], cacahuete, maíz, caña de azúcar, yuca, calabazas, boniatos —o patatas dulces— y otros productos locales. Yo no he conocido el cultivo del cacao ni del café. Nací en 1977 y en esta

[3] Planta con tubérculo comestible.

fecha se dejaron de cultivar las grandes plantaciones. Alguna minoría se dedicaba a la caza, pesca y ganadería. En la zona de Ebibeyín no era frecuente encontrar quien se dedicase a la artesanía, pero había, y sigue habiendo, grandes artistas. Me hago a la idea de que en la parte insular la experiencia sería más dura. La crisis económica, de recursos humanos y tecnológicos harían posiblemente más difícil la vida en aquellos años.

No había cine ni teatro ni bibliotecas ni museos ni se conocía el teléfono móvil. Tampoco se imprimían libros ni periódicos. Así vivíamos todos: sin taxi, sin supermercados, sin neveras ni congeladores. No había liga de fútbol en Ebibeyín ni supe nada de la liga española. No había forofos del Barcelona ni del Madrid, nunca habíamos visto el «clásico». En los bares, las botellas se colocaban en las estanterías y, si pedías el zumo de Top[4] o cualquier otra bebida, antes de beber se quitaba el polvo de la botella con un trapo grisáceo, muy manchado. No era superstición, era falta de higiene y de conocimientos.

Me cuesta describir esta situación en pocas páginas y ver el contraste con la actualidad del país. La Guinea de hoy no tiene nada que ver con la Guinea Ecuatorial de la década de los ochenta. Hoy hay grandes y costosas infraestructuras, hay carreteras, incluso una autovía que conecta las ciudades de la región continental. Hay luz y agua corriente y casi gratuitas. La educación pública es casi gratuita. Se han creado nuevas ciudades como Oyalá, que cuenta con una arquitectura de gran nivel tecnológico. En Malabo y en Bata se construyeron paseos marítimos que embellecen las ciudades. En estos tiempos de

[4] Marca de zumos de frutas que se fabrican en Guinea Ecuatorial, Camerún, Gabón y otros países de África Central.

pandemia, puede ser el primer país de África subsahariana en utilizar la vacuna china contra el coronavirus.

No hablo ahora de mi gente, de mi pueblo. No quiero hablar de sus alegrías ni de sus sufrimientos. Únicamente quiero hablar de lo que he vivido y vivo ahora, mi pasado próximo y mi presente, para confirmar que he nacido y crecido en medio de dificultades guiado siempre por un Dios providente que me quiere y que también quiere a mi pueblo y a mi gente. Soy como un fruto que ha crecido con la sequía y esto me ha aportado bendición. Me ha hecho descubrir la paciencia y la fortaleza como valores, gracias a Dios y a la educación familiar recibida.

Mercedes, mi madre
23 de enero de 2021

A las madres les está confiada la educación del niño en los primeros años. Ellas siguen desde la cuna, con una mirada vigilante, todo su desarrollo y crecimiento tanto corporal como espiritual. Si los padres no cumplen su labor, los niños crecen solos en la calle, con la influencia de los buenos y no tan buenos amigos, vecinos, redes sociales, películas, telenovelas... todo lo que la sociedad del momento les brinda. Generalmente, las actitudes que vemos hoy en los mayores tienen su origen en su infancia.

El arte de ser madre, de ser padre, consiste en educar y enseñar a sus hijos a vivir con autonomía y como buenas personas, tanto en los momentos fáciles como en los difíciles que trae la vida. Es obvio que hay que dar de comer a los hijos para que sean fuertes, pero, sobre todo, hay que enseñarles a ganar honestamente el pan y a caminar por la vida con dignidad. No basta traer hijos al mundo, hay que formarlos y educarlos.

Mi madre tuvo doce partos y trece hijos, dos gemelos. La primogénita se llamaba Julia Masá Angué, que en paz descanse, y el último se llama Andrés. Todos llevamos el mismo apellido. Yo soy el penúltimo. Mamá no tuvo hijos antes del matrimonio. No tenía grandes conocimientos científicos, pero le sobraba la sabiduría de la vida y la lógica natural. Hablaba despacio y sin gritar. Así la conocí: llena de virtudes, creyente, de comunión diaria y de rosario constante.

Una vez al mes, llegaba a nuestra casa la urna de la Virgen María como era costumbre. Aquel día era especial, ni siquiera se podía hablar en voz alta en casa. Aprendí a entonar cantos, a rezar, a esperar nuestro turno para el siguiente mes, a trabajar y a esperar con paciencia. Así me iba enseñando mi madre. Entre sus labores, cultivaba la tierra; era su principal dedicación. Cada mañana agarraba la cesta vacía y por la tarde la traía llena de yuca, caña, leña, bambucha[5], maíz, cacahuete... alimentos básicos. En cada temporada cambiaba la modalidad de trabajo y de cosecha.

Al llegar la época de limpiar los campos de cultivo, se cortaba y se quemaba la maleza. Luego se preparaba la tierra para la siembra de la nueva simiente. Con la llegada de las lluvias se planificaban todos los trabajos necesarios para fertilizar naturalmente la tierra, una tarea que se repetía dos veces al año.

Con mi madre aprendí que hay que cultivar bien para cosechar bien. Aprendí que el fruto valioso se espera

[5] Guiso tradicional de la etnia *fang* realizado con hojas tiernas de yuca.

con el trabajo y la paciencia, porque el ocio y las prisas no traen buenas cosechas. El que no trabaja bien no come bien. El que cosecha antes de tiempo, cosecha tempranillos antes de la maduración de las hortalizas. Hay que esperar con paciencia activa el fruto valioso del campo hasta su sazón.

El cultivo de mi madre era, generalmente, para el consumo familiar, aunque también un poco se llevaba al mercado transfronterizo de Akombang (Camerún). De allí se traía el dinero que pagaría la matrícula y el material escolar de los hijos, así como los útiles de labranza para la siguiente temporada. Se compraba jabón, sal, petróleo y comida de Navidad y Año Nuevo. El fruto del trabajo traía consigo la alegría y la felicidad en el hogar. Un trabajo bien hecho. «El trabajo precede al bocado», decía mi madre. Tal como se mueve la mano a la hora de sembrar, así también tiene que moverse a la hora de consumir, reza un refrán *fang*, pues no se debe gastar más de lo que se gana. Así inculcaba en sus hijos el valor del trabajo, la paciencia y, además, la honestidad.

Una familia sin amor no es familia

La familia cristiana es una comunidad de fe, esperanza y amor. Así enseña la Iglesia católica. Es una comunidad donde se comparte, se ama, se trabaja, se crea esperanza, se vive y se transmite la fe y otros valores. Es una gracia pertenecer a una familia y una alegría inmensa tener hermanos, hermanas, sobrinos, primos... En África, la familia se entiende como la comunidad amplia de vínculos consanguíneos que cuida y transmite unos valores, una forma propia de vivir. Por ello, una vida sin familia es una vida limitada y solitaria. La vida es diferente y mejor en familia. Es imprescindible cuidarla, aunque se esté lejos. A mí la distancia no me ha desligado de mi familia natural, sino que me ha unido más a ella y me ha hecho conocerla mejor. Cada día la necesito y la quiero más.

Siempre que hablo de mi familia, recuerdo la experiencia de familia de Jesús de Nazaret. Me hace reflexionar sobre mi familia, sobre mi condición de hijo, sobre mi capacidad de amor y ternura para cada uno de los que integran mi casa. Una familia feliz y cristiana está formada por personas imperfectas, pero que se perdonan con amor. Sus vínculos permanecen más allá de los sepulcros y de los percances. Por eso llevamos una flor al cementerio para nuestros familiares y seres queridos; ellos siguen estando con nosotros.

Cada familia es un hogar que camina hacia el único y verdadero hogar del Dios Padre. Nuestro hogar está en camino hasta llegar a ser un dulce y bendito hogar para todos sus miembros. No siempre se llega a este ideal, pero no se puede renunciar a andar el camino. La familia que tengo es la que me ha tocado naturalmente. Nunca he añorado otra familia mejor o diferente, no la quiero cambiar por nada. Además, mi familia es la mejor porque de ella recibí el regalo de la vida, de la fe y unos valores que me han ayudado a caminar por la vida. A veces discutimos, peleamos, dejamos de hablarnos… pero, al final, el amor siempre está ahí y la echamos de menos cuando uno está lejos.

Me han enseñado que la familia es una «iglesia doméstica», es decir, una casa de oración, una sociedad pequeña de personas que rezan. Por esto la oración tiene que abrazar todo lo que forma parte de su vida. La familia, como pequeña Iglesia, ha de ser un lugar de paz donde sus miembros se perdonen. La familia no es un lugar de guerra ni de rivalidad ni de competencia, sino un lugar donde cada uno se hace cargo del otro en el amor.

Antes pensaba que una familia era buena cuando en ella no se daba a nadie un motivo de disgusto. Toda persona que molestaba con su conducta a la familia, ya sea de palabra o de obra, empezaba a ser objeto de críticas y juicios, se le consideraba mala persona. Si ser buena persona consiste en no dar a nadie motivo de preocupación, deduzco que ninguna familia ha sido buena jamás porque, hasta en la casa de Nazaret, hubo también conflictos y disgustos igual que puede suceder en cualquier familia.

Los Evangelios narran, en el género literario llamado *midrash*, que María, estando desposada de José, queda embarazada, fruto del Espíritu Santo. José, en vez de repudiarla, decide acogerla en su casa. Ojalá que los padres y madres de hoy sepan acoger el misterio cuando irrumpe en sus vidas sin que sean capaces de entenderlo; acogerlo sin juicios, con ternura y cuidado exquisito, en el silencio.

José no pudo encontrar para su mujer, en la hora del parto, un lugar digno en Belén. Solo encontró un establo donde tuvo lugar el nacimiento del hijo de Dios. Esto solo encuentra sentido en Dios. Muchas familias no saben acoger la realidad que les toca vivir y hasta se vuelven conflictivas ante la pobreza y falta de prosperidad. María acoge su presente con valentía y con ternura, sin violencia, haciendo posible un clima de paz que genera esperanza activa. Ella y José saben que la riqueza, el dinero, no hacen hogar; sí, un corazón que acoge y ama. Un buen ejemplo para todas nuestras familias.

La familia de Nazaret fue siempre una casa de paz, una casa de servicio y oración, de respeto por el otro, donde cada uno podía ser él mismo y dar lo mejor de sí. Se creaba un clima de libertad y cariño, donde era posible equivocarse y volverse a levantar. En definitiva, donde se podía corregir y aprender, crecer y madurar. La familia de Nazaret es un verdadero modelo para nuestras familias hoy; para padres, madres, hijos, hijas, para cualquier persona que forme parte del «hogar».

El amor vence siempre: crea familia, crea amistad, crea vida. La sangre solo crea parientes, pero consanguinidad sin amor no crea nada. «Si no tengo amor, no sería más que un metal que resuena o un címbalo que aturde», (*1 Co* 13, 1), dice san Pablo, y Santiago Benavides canta: «Sin amor, las manos no ayudan a nadie»[6]. Una familia sin amor no es familia.

Se necesitan Cireneos

Simón de Cirene o el Cireneo fue, según los Evangelios de Marcos, Mateo y Lucas, la persona que ayudó a cargar con la cruz de Jesús hasta el Gólgota, donde sería crucificado. Se dice que venía del campo. Cirene era una antigua ciudad griega de la actual Libia, la más importante de las cinco colonias griegas de la región. Cuando Simón se encontró con Jesús, lo halló muy mal herido y pienso que no pudo reconocer su rostro. No sabía quién era. Jesús se encontraba tan débil que casi no podía levantarse, sin fuerza para cargar el peso de la cruz. La experiencia de Simón de Cirene me enseña que la cruz puede llegar a nuestra vida en cualquier momento, la esperemos o no, y en cualquier caso exige saber mantenerse en pie ante ella, no dejarse aplastar, es más, ayudar a otros a levantarla. Se trata de aprender a llevar las cargas y entender que es necesario apoyar a los hermanos a sobrellevar las cruces, tanto en la familia como fuera de

[6] Canción de Santiago Benavides, *De nada me sirve*.

ella, sin pedir explicaciones, sin protestar, defendiendo la vida.

En mi tierra sigue siendo causa de alegría tener un miembro de la familia en el exterior; enfermo o preso, hombre o mujer, niño o anciano, siempre la familia mantiene sus expectativas en aquel que se ha ido de viaje. En este momento no tengo posibilidad de ayudar a mis hermanos tal como ellos quisieran, incluso como he venido haciendo hasta hace un tiempo, pero rezo por ellos y quiero ser siempre un elemento de unidad, de alegría y consuelo. También podré ser, de alguna manera, alegría y consuelo para la sociedad y para el mundo.

Simón de Cirene, por ayudar a Jesús, fue un personaje importante del siglo I y su nombre hasta hoy permanece en el Nuevo Testamento como el «gran voluntario». Su ejemplo sigue arrastrando y moviendo a muchos para hacer lo mismo en cada familia o comunidad. Su ejemplo me mueve y me interpela.

Toda familia tiene algún Cireneo, alguien que carga con las cruces de los hermanos y, a veces, hasta de la familia entera. Ofrece todo, intenta resolver todo y con todos, aparece en los momentos buenos y malos, a tiempo y a destiempo. Siempre aparece. Su ayuda es a veces material; otras, moral. Ofrece su tiempo, su presencia, su mirada, sus manos... Así pone su hombro para levantar la cruz, las cruces cotidianas.

No hay familia sin cruz y no hay cruces sin «Cireneos». En algunos casos, la cruz puede tener nombre de problemas económicos, de falta de unidad, de comportamientos inadecuados, de enfermedad, de no comprensión y exclusión, de violencia... Y siempre hay un Simón de Cirene que trata de cargar con la cruz para devolver la calma, la tranquilidad, la paz... ¿Sabemos reconocer estos Cireneos que aparecen en nuestro camino? ¿Nos dejamos ayudar?

Simón no lo hace por miedo, tampoco le sobra tiempo. Ayuda porque es bueno, es solidario y compasivo. Es un hombre de Dios, inocente de la cruz del otro. No pregunta si está ante un inocente o ante un culpable. Solo ayuda, es lo que sabe hacer. Llega en el momento justo. Es la presencia amorosa de Dios en alguien que, como el samaritano, sabe hacerse «cercano», «hermano», para socorrer las fatigas y aliviar el agobio de cada familia y de las personas que sufren. No pide cambios ni procede por sentimientos tribales, sino como persona humana siempre disponible ante la vulnerabilidad del que sufre. Simón es solidario, pero no aplaudido; generoso, pero no gratificado; importante, pero no protegido; bondadoso, pero siempre criticado; ofrece, pero nadie agradece. Lo más valioso se convierte así en lo más vulnerable.

«Mientras lo conducían, echaron mano de un cierto Simón de Cirene, que volvía del campo, y le cargaron la cruz, para que la llevase detrás de Jesús» (*Lc* 23, 26). En la perícopa podemos ver que la voluntad de ayudar sin condiciones no es un tema exclusivo de algunos círculos ni es solo de ahora. En tiempos de Jesús, también encontramos gente desinteresada y con ganas de ayudar. Esta voluntad puede darse en niños, jóvenes, mayores, hombres o mujeres, e incluso en los ancianos. Todos podemos hacerlo cuando queremos.

El mensaje del texto puede leerse desde la solidaridad familiar y social. Todos podemos ser solidarios, salir al encuentro de los demás, salir al encuentro del mundo del dolor, del mundo de la injusticia y no quedarnos indiferentes.

Es importante detenerse, pensar y utilizar las estrategias que pueden erradicar la inhumanidad que nos daña. El mal del otro nos mueve a la compasión bien entendida y compartida. Ante las injusticias y el dolor, no podemos responsabilizar únicamente al gobierno, a los políticos ni a los poderosos o hacendados. Lo primero es la responsabilidad personal, nuestro compromiso como personas que desean construir una sociedad más humana. Niños, mujeres, enfermos, mayores, excluidos..., aparentemente los más vulnerables en nuestro mundo, pueden ser los primeros en acoger este cambio de actitud y podemos aprender de ellos humanidad. Podemos mirar, sentir, amar y soñar de otra manera la realidad. Amar, humanizar, es el auténtico cristianismo que todos podemos practicar en lo cotidiano, en nuestras familias y círculos de amigos, en nuestro trabajo... Tanto las familias como nuestras sociedades siempre necesitarán Cireneos y personas de buena voluntad. El mayor problema del mundo no es material, sino ético. Se necesitan menos palabras y más hechos, pero hechos nacidos del amor.

El trigo y la cizaña

La parábola del trigo y la cizaña del capítulo trece de Mateo me ayuda a entender cómo nos relacionamos, ya sea en la familia o en otros círculos sociales.

> «Señor, ¿no sembraste buena semilla en tu campo? ¿De dónde sale la cizaña?». Él les dijo: «Un enemigo lo ha hecho». Los criados le preguntan: «¿Quieres que vayamos a arrancarla?». Pero él les respondió: «No, que al recoger la cizaña podéis arrancar también el trigo. Dejadlos crecer juntos hasta la siega» (*Mt* 13, 27-30).

Me pregunto: ¿qué hay que hacer con la cizaña que crece en medio del trigo?, ¿cómo convivir con el que es distinto en la familia o comunidad?, ¿cómo dialogar con el que no piensa lo mismo?

Yo soy guineano y no he conocido el trigo directamente, pues no hay trigo en nuestros campos. Por lo tanto, tampoco he visto la cizaña que crece junto a él. Conozco otras «cizañas». Dicen que el trigo y la cizaña se parecen, por esto el dueño del campo prefiere no cortarla hasta el tiempo de la siega (alusión al momento del juicio final), no se vaya a cortar también el trigo.

Las personas, como los criados, sabemos reconocer muchas veces cómo se mezcla la «cizaña» en nuestras formas de actuar y pensar. Todos podemos ser trigo y cizaña. Es necesario discernir. Por un lado, la parábola invita a no separar del campo (familia, comunidad, sociedad) el trigo y la cizaña. Nos invita a saber convivir con la «cizaña» dando buen fruto. Pero con frecuencia nosotros excluimos a aquellos que piensan o son diferentes a nosotros. ¿Cómo incluir? ¿Cómo generar un lugar amable para el «otro» donde todos nos podamos expresar con respeto y amabilidad? Esto es tolerancia.

La tolerancia es paciencia y ciencia, es sabiduría. No podemos pretender en este mundo un campo existencial sin cizaña ni una sociedad de mejores, porque es imposible una pureza total en nuestras familias y sociedades. Todavía no estamos en el cielo. Dicho de otra manera, podemos rechazar y denunciar el mal que hay en el mundo, en los otros y en uno mismo. Se nos hace una llamada a amar al pecador o enemigo, también al pecador o enemigo que hay en mí; una llamada a la inclusión y no a la exclusión. El enemigo o diablo de todos es quien fomenta la desunión, la enemistad, la guerra. Todos los deseos interesados y egoístas de cualquier miembro de la familia y de la comunidad son el enemigo, el diablo, y este duerme latente en cada uno de nosotros.

Los siervos querían arrancar del campo la mala hierba, expulsar de la familia a los que piensan de forma diferente, pero este no era el deseo ni la decisión del dueño del campo, sino que permitió que crecieran juntos hasta la siega, porque lo que cuenta al final no es lo que uno dice o comenta, sino lo que uno hace y vive en realidad. Es decir, por nuestras acciones, por nuestros frutos, el Señor nos juzgará. La mala hierba no muere, pero florece la cizaña y se distingue en la siega. Lo que quiere el dueño del campo es que seamos justos, pero sabiendo convivir con las injusticias y las contradicciones ordinarias de la vida.

Ahora no hablo de la cruz, yo hablo desde la cruz. Una cosa es explicar y otra es vivir. Mi experiencia ahora va más allá de un concepto simplemente teórico de la cruz. No lo puedo explicar. El dolor no se explica, se siente, se vive y, cuando se quiere explicar, nos damos cuenta de que apenas sabemos expresar lo que sentimos exactamente. Las palabras no pueden contar el dolor tal y como uno lo siente y vive. Tampoco se puede compartir. El dolor es intransferible, cada uno siente dolor a su manera. Esto lo entiende aquel que lo ha vivido, es como el dolor del parto. La palabra no puede agotar ni expresar la naturaleza ni los límites del dolor que uno siente y que muchas veces superan hasta la imaginación. Los pacientes, para comunicar nuestro dolor, elegimos metáforas y aproximaciones, o hacemos gestos que transmiten la intensidad del sufrimiento.

El dolor supera y trasciende el ámbito de la expresión oral, de tal manera que solo aquel que lo padece sabe hasta dónde le llega y cómo le consume. El médico imagina lo que uno siente, lo intuye. El dolor es salvaje, imbécil, desobediente, animal, violento, criminal. No conoce la cortesía ni pide permiso. Llega cuando quiere, tortura como puede, se calma cuando quiere y mata a quien puede. Solo Dios nos enseña en Jesús a acoger el dolor sin que destruya la falta de sentido, la posibilidad de seguir viviendo desde la felicidad que Jesús nombró como «bienaventuranza».

Jesús también lloró

Cada vez voy comprendiendo mejor la fortaleza de Jesús en la cruz. Ojalá pudiera imitarle también en este aspecto de fortaleza y tranquilidad en el trance de mi dolor. Colgado en la cruz, consumido por el dolor y el sol del invierno, Jesús fue capaz de pronunciar otro discurso aleccionador y coherente con su misión. ¡Cuánta donación, cuánto sacrificio, cuánta fortaleza!, ¡cuánto amor a los hombres! Desde la cruz perdona y salva.

Antes de la Pascua judía, los Evangelios cuentan que Jesús también lloró. Lloró por la muerte de su amigo Lázaro: «Jesús, viéndola llorar a ella y viendo llorar a los judíos que la acompañaban, se conmovió en su espíritu, se estremeció y preguntó: "¿Dónde lo habéis enterrado?". Le contestaron: "Señor, ven a verlo". Jesús se echó a llorar» (*Jn* 11, 33-35).

Lloró también ante la ciudad de Jerusalén: «¡Jerusalén, Jerusalén, que matas a los profetas y apedreas a los que se te envían! Cuántas veces he querido reunir a tus hijos, como la gallina reúne a sus polluelos bajo las alas, y no habéis querido» (*Lc* 13, 34).

Lloró en el Huerto de los Olivos: «Cristo, en los días de su vida mortal, a gritos y con lágrimas, presentó oraciones y súplicas al que podía salvarlo de la muerte» (*Hb* 5, 7).

Cuando Dios se encarnó y habitó entre nosotros, no apareció indiferente al sufrimiento de los hombres. Es más, él mismo sintió dolor y en más de una ocasión rompió en llanto. Aunque esto podría haber ocurrido muchas veces, el Nuevo Testamento nos ofrece estas tres ocasiones. Él buscó el consuelo de Dios en tiempos difíciles.

En la cruz no llora. Mateo y Marcos nos comunican el grito doloroso de Jesús: «Dios mío, Dios mío, ¿por qué me has abandonado?» (*Mt* 27, 46 y *Mc* 15, 34), mientras que Lucas recoge su grito confiado: «Padre, a tus manos encomiendo mi espíritu» (*Lc* 23, 46). Grito de valor, de fortaleza. Acoge la muerte y se entrega en la muerte al Dios Padre. El amor de Dios es tan grande que se merece toda nuestra vida entregada a nuestros hermanos al estilo de Jesús.

Jesús en su pasión no abrió la boca[7], no maldijo a nadie, sino que perdonó a sus verdugos y entregó su Espíritu al Padre. Este es el ejemplo que quiero seguir y no encuentro otro mejor.

Mi dolor me hace ahora comprender y entender el alcance y la naturaleza del dolor de Cristo y el de los demás y, por esto mismo, agradezco a Dios la experiencia que vivo. Agradezco también la luz que me aporta su palabra: «Cierro tu camino con espinos, lo rodeo de una cerca» (*Os* 2, 3). No agradezco el dolor en sí, sino la luz en el dolor; la revelación, la forma de comprender y el hecho de haberme aproximado un poco al misterio del dolor de Je-

[7] «Maltratado, voluntariamente se humillaba y no abría la boca: como cordero llevado al matadero, como oveja ante el esquilador, enmudecía y no abría la boca» (*Is* 53, 7).

sucristo en la cruz. Ahora quiero unirme al dolor de Jesús en su cruz, que es el dolor de la humanidad sufriente.

Señor, agradezco todo, pero te pido fuerza para seguir tu ejemplo. Tú, que por la salvación del mundo subiste al madero en silencio, concede a todos los que te siguen en la experiencia de dolor, ahora y por siempre, fortaleza y tranquilidad suficientes para atravesar en silencio las etapas difíciles de la vida, sin falsos testimonios ni mentiras. Hazme vivir este momento de dolor con verdad para encontrar en él tu rostro.

Aprendo a vivir
5 de febrero 2021

Cualquiera que sea la situación, ya he aprendido a contentarme. Prefiero este criterio para vivir. Nadie decide las situaciones que tiene que atravesar en su vida, pero sí existe la posibilidad de aprender de cada circunstancia y acontecimiento. Así se madura, se aprende, se superan obstáculos y desafíos, se avanza. No se vive para retroceder, sino para adelantar. Hay que mirar siempre hacia delante, aunque la marea no esté a nuestro favor. Que nada ni nadie nos detenga, tampoco el sufrimiento, porque hay que superar desafíos y obstáculos para alcanzar nuevos horizontes. Esto nutre mi esperanza y mantiene mi contento. El Señor algún día recompensará mi esfuerzo y el de los médicos y mejorará mi estado de salud.

Con san Pablo, puedo decir ahora que sé vivir con limitaciones y también con abundancia. En todo y por todo estoy aprendiendo, ensayando, tanto en las satisfacciones como en las tristezas, en la salud y en la enfermedad, en compañía y en soledad. Todo lo puedo en Cristo que me fortalece.

Ya llevo mucho tiempo enfermo y de «turismo hospitalario». No me he cansado todavía ni pierdo la paciencia. Siempre pienso que mi salud está por delante. La salud puede llegar, pero la fuerza de esta esperanza tampoco procede de mí, es Dios mismo quien me la ofrece. No quiero apropiarme de lo que no es mío. El Señor privilegia con sus mejores dones en las ocasiones necesarias. Nos regala la gracia de cada momento si el corazón de la persona se hace disponible. «Gratia suponit naturam perficitque», es decir, la gracia supone la naturaleza para perfeccionarla.

Ahora no tengo buena salud, no tengo movilidad, pero sí alegría y satisfacción en Dios, alegría y paciencia en él. Quiero tolerar mi situación, mantener en ella la entereza del ánimo. Lo he dicho mil veces. Una persona alegre experimenta la paz de Dios en cualquier momento y esta alegría transforma los momentos de dolor o hace vivirlos de otra manera. Por tanto, ni quejas ni ingratitud ni exigencias ni gruñidos, sino paciencia y contento. Dicen que la paciencia es el escudo de la fortaleza. A mayor tiempo de sufrimiento, quiero que sea mayor también mi actitud de alegría y tolerancia para transmitir paz a los demás. Puede que no me salga bien a la primera, pero quiero ir ensayando con la gracia de Dios.

Cuidemos la paz

5 de febrero de 2021

Ayer, antes de dormir, estuve leyendo algunas páginas de la encíclica del papa Juan XXIII, *Pacem in terris*. Me gusta esta encíclica. Al final de la lectura, quise quedarme con sus recomendaciones por la paz:

> La paz en la tierra, suprema aspiración de toda la humanidad a través de la historia, es indudable que no puede establecerse ni consolidarse si no se respeta fielmente el orden establecido por Dios[8].

El Papa habla de la paz que viene del respeto al otro y al orden natural del universo establecido por Dios, e insinúa una visión ajustada de la realidad: Dios, la humanidad y, después, las cosas.

Hay muchos discursos sobre la paz. Muchos piensan como el Papa. Todo esfuerzo por la paz merece la pena. El mundo necesita paz, la gente quiere paz, es bueno que todos vivamos en paz. Nuestras familias necesitan paz. En un mundo donde unos pocos son excesivamente ricos mientras otros muchos no tienen nada, la paz no es posible. Los caminos de la paz son caminos de justicia. Aunque hemos oído «si quieres la paz, prepárate para la guerra», la propia historia de la humanidad nos dice que la guerra nunca es el camino de la paz. La paz es un regalo de la vida otorgada por Dios que se puede disfrutar siempre; no se compra ni se vende, se recibe gratuitamente y hay que ofrecerla gratuitamente.

No falta gente que opine lo contrario, nunca faltan detractores de la paz, pero creo que no es materia negociable; todos podemos trabajar por la paz y reivindicarla siempre que nos falte. En la familia, el camino de la paz es la fraternidad tal y como la aprendemos en Jesús y en la familia de Nazaret. Donde hay fraternidad, encontraremos una familia feliz. En la familia nacemos y crecemos, no para competir, sino para convivir y ayudarse mutuamente como hermanos. Aunque seamos distintos, pode-

[8] Introducción, n.º 1 (1963).

mos vivir en paz acogiendo y valorando las diferencias. Si no hay paz en las familias, no habrá paz en el mundo.

Recuerdo los buenos momentos experimentados y vividos en la ciudad de Ebibeyín con mis compañeros, amigos y conocidos siendo joven; fueron momentos de mucha paz. Aquellos seminaristas de mi promoción, los que vivíamos en Ebibeyín, sentíamos el gusto de ser seminaristas. ¡Qué gozo! La población nos estimaba mucho y esto me ayudaba a seguir mi vocación con ánimo e ilusión. Si no conseguíamos la aprobación de los familiares fácilmente, el pueblo nos la daba incondicionalmente. Agradezco el acompañamiento de don Sabino Onvá Mbá a los monaguillos en la catedral de Ebibeyín, allí surgió mi vocación. También es digna de mención Natividad Mengué —la llamaba mama Naty— y su hija Gloria Bilé Oná, mi madrina de ordenación sacerdotal. En su incondicional generosidad me eligieron, acogieron y apoyaron para que no me faltara nada académicamente. Era el privilegiado y mimado de la casa antes y después de mi ordenación sacerdotal.

Quiero aclarar que la acogida y el buen trato de los cristianos en Ebibeyín no tenía nada que ver con nuestras habilidades personales. No éramos más inteligentes ni mejores que los demás jóvenes. El pueblo apreciaba la vocación sacerdotal y sentía la necesidad de promocionarla. Esta acogida hacia el sacerdote y los agentes pastorales de la Iglesia sigue siendo actual. Ojalá se mantenga siempre. Hasta el presente sigo siendo beneficiario del cariño de los cristianos de mi ciudad natal.

En Bata estaba María Luisa y su familia, y en Akonibé, mamá Perpetua. A todas las trato como madres y siguen acompañando y cuidando mi vocación hasta hoy.

El Señor me ha ofrecido gratuitamente su sacerdocio para protegerme y manifestarme su amor y su providencia. Su llamada fue el comienzo de una larga preparación para vivir con dulzura los momentos insospechados de dolor como este de ahora. El ministerio sacerdotal ha sido entonces mi gracia y mi gran tesoro, pero también mi tarea: corresponder y colaborar con el Señor en la evangelización desde este ministerio. Tarea que puedo y debo ejercer en cualquier estado y momento. Yo tengo que configurarme con Jesús siempre y entregarle un poco de lo que me da, no para pagarle en proporción, sino simplemente para agradecer a Dios por las maravillas que hace y sigue haciendo en mí. Quiero vivir tal como vivió Jesús, amar como lo hizo él; y cuando no puedo, me basta su gracia.

No es coherente coger la fruta sin mirar de qué árbol se ha caído, por esto en mí brota el agradecimiento aun en este tiempo de dificultad y adversidad. El sufrimiento no me viene de Él, sino la vida y los milagros. Quiero rezar todas las mañanas una oración de agradecimiento, aunque sienta el dolor en mi cuerpo, porque Dios me ha querido y me quiere. Cuanto mayor sea el dolor, mayor quiero que sea mi amor a su palabra. Por el sacerdocio ministerial de Cristo que llevo en mí, quiero sufrir en silencio acogiendo a todos, perdonando y ofreciendo una sonrisa, aunque me consuma la sensación de impotencia. Además, padezco a nivel del cuerpo, no padezco en mi espíritu. La sonrisa es amorosa y analgésica, proviene del Espíritu y se expresa en el rostro desde el corazón.

Esta sonrisa calma el dolor y sirve de ventana para hacer amigos. Es difícil hacer amigos con la cara triste. Y no solo esto, sino que también es fragancia del amor de Dios que llevamos cada uno internamente. Por tanto, si puedo sonreír a todos, a todos hago bien y más a mí mismo.

¡Ya soy sacerdote!

Todavía recuerdo bien el día de mi ordenación sacerdotal. Una vez terminada mi educación en el seminario, tuve que esperar cinco largos años, como ya he contado, para pronunciar el *Nunc dimitis* como el anciano Simeón:

> Ahora, Señor, según tu promesa, puedes dejar a tu siervo irse en paz. Porque mis ojos han visto a tu Salvador, a quien has presentado ante todos los pueblos: luz para alumbrar a las naciones y gloria de tu pueblo Israel (*Lc* 2, 29-32).

Simeón no tuvo ninguna otra pretensión después de su encuentro con Jesús en el templo, tal como el Señor se lo había prometido.

Dios me ha regalado la vocación sacerdotal y con su gracia me mantengo en ella. Mi vocación ha dado y dará más fruto para la Iglesia y para los demás. El Señor ha sido bueno conmigo y estoy alegre. Siempre me han invadido una alegría y una satisfacción incomparables por haber sido bendecido con el mismo sacerdocio de Cristo. Gracias, Señor. Desde aquel día ya podía vivir o morir, ya era aquello que desde pequeño tenía ganas de ser, ¡sacerdote!, mi única vocación de toda la vida, mi encuentro personal con Cristo en su propio ministerio, gracias.

Ya soy sacerdote de Cristo en medio de su Iglesia, me ha llamado para hacer bajar el altar del cielo hasta el altar de la tierra, para la salvación del mundo y conocimiento de la verdad; el sacerdocio es un gran misterio. Celebrar la eucaristía con el pueblo, aunque lo hiciera una sola vez, me llena de alegría y de felicidad. Una alegría y felicidad que no podría encontrar en otra realidad.

Desde que sentí la vocación al sacerdocio tuve que vivir en la espera... a formarme, primero, a que llegara la aprobación para ordenarme... Ahora ante la enfermedad vuelvo a «esperar» y comprender mi vocación sacerdotal no truncada ni por el dolor ni por la anestesia ni por las cirugías... La vocación es regalo, fruto de la paciencia y la bendición de Dios, lo sigo sintiendo dentro de mí. Es mi encanto, mi alegría, mi felicidad y aquel don con el que Dios ha bendecido mi vida, mi esfuerzo y mi paciencia.

Ahora he descubierto que la tolerancia no es cobardía, sino sabiduría y verdadera fortaleza. Con la tolerancia quiero buscar el bien. Si lo que busco y espero es un futuro precioso, verdadero y humanista, aunque cueste, mejor vale optar por ello.

Un canto a la tolerancia

Escribo una experiencia personal, no pretendo presentar un estudio sobre la tolerancia, sino mi asombro por este valor que me parece maravilloso y que tanto bien me ha hecho. Es el escudo de la fortaleza y lleva en sí la potencia de producir y hacer el bien. Quiero compartirlo.

Deseo recordar a otras personas que han vivido la tolerancia y son ejemplo para mí. Doña Pica, la madre de san Francisco de Asís y del franciscanismo en general, un día —según se dice— preparaba la mesa familiar para los dos. Francisco, sin hacer comentarios y sin dar explicaciones, completaba copiosamente la amplia mesa con toda clase de manjares como si hubiera de recibir a muchos invitados. Al principio, doña Pica se sorprendió de este hecho anómalo y preguntó al muchacho el porqué de tan desproporcionada cantidad de comida. El hijo respondió simplemente que aquella sobreabundancia estaba reservada para sus nuevos y numerosos amigos, los pobres. La madre toleró, se calló; ni hizo ningún reproche ni aprobó; simplemente guardó silencio y supo Francisco que podía seguir llenando la mesa. En el silencio se puede revelar la complacencia, la tolerancia.

La tolerancia es referencia y puede ser causa de situaciones agradables que no se pueden conseguir con la intolerancia. Lo bueno crea lo bueno, el bien crea el bien por el amor que conlleva en sí. La tolerancia procede del amor y puede producir el bien porque lleva en sí la energía positiva del amor. Solo el amor tolerante puede empujar hacia el bien. Tolera el que ama, se tolera por amor. Quiero hacer un canto a la tolerancia, proponer una actitud socialmente sana, que lleva en sí la energía transformadora y positiva, produce tranquilidad, paz y bellas acciones.

La tolerancia es fundamental para la persona y también para la sociedad. Engendra sosiego personal y una cultura amable. Actualmente urge la tolerancia, me parece un hechizo perentorio e imperioso. A mí me ha valido la pena cuidarla, me ha ayudado a ser amable, a poder hacer mucho más. Por eso invito a optar por esta actitud alternativa.

No quiero ignorar ni perder de vista el sesgo negativo de la tolerancia: cuando se tolera la maldad, campea la violencia. La tolerancia de un crimen es una tolerancia asesina, nutre la maldad y favorece la injusticia, no es portadora de paz. Pierde su valor. No es tolerante aquel que muestra paciencia sin sentido, aquel que colabora y es cómplice del mal, aquel que no denuncia y se hace silencio ante el abuso y la injusticia. Una casa sucia se limpia, una ropa manchada se lava y, cuando una conducta daña a la sociedad, se corrige. La tolerancia busca el bien, busca la justicia, busca la realización personal y social en el amor, por tanto, no exime de la exigencia profunda de cambio y conversión para llegar a ser verdaderamente transformadora.

8. CIRUGÍAS EN CADENA

Ya no me sorprendo

Tal como he explicado en otros capítulos, no me sorprende mi enfermedad, no es una cuestión de ahora. Tengo conocimiento de lo que me ocurre desde 2009, año en que me dieron el primer diagnóstico, aunque hasta 2018 no tuve grandes dificultades ni se manifestó un cuadro clínico de síntomas patológicos nuevos aparte de una primera cirugía en 2011. Creía haber superado la situación después de la operación, pero la enfermedad seguía evolucionando sigilosamente para hacer un daño peor. El médico no me escondió la verdad, me dijo todo: las causas y las consecuencias. Me informó de que era necesario un control periódico. Se puede vivir con ella, pero yo no podía asumir las revisiones constantes en Madrid, pues viajar cada año a España suponía demasiado costo para mí y mi familia. Los gastos de viaje, alojamiento y servicio sanitario constituían un buen paquete de valor monetario que no podía pagar de mi propio bolsillo. Por esta razón, ninguna intervención quirúrgica se pudo hacer a tiempo, sino en los momentos urgentes de empeoramiento y trauma. Es decir, se procedía a las cirugías cuando los síntomas ya eran evidentes y hasta, en ocasiones, cuando ya había alguna discapacidad.

Me parece un gran paso el que me propone ahora el doctor Aguirre de controlar, con la prueba de imagen, el comportamiento milimétrico de los fibromas. Esto ayudaría a ver el crecimiento de cada uno y así evitar los sucesivos empeoramientos y retrocesos encadenados.

Ahora que la recuperación tarda en llegar debido a las múltiples secuelas y cirugías, deseo seguir cuidando mi actitud personal. Sé que aquello que aparece ahora como problema, mañana puede ser solo recuerdo. Tanto las secuelas como las lesiones de los nervios distales son consecuencia de la reiteración de cirugías en partes delicadas del cuerpo. No se puede pasar ocho veces por el quirófano y en varias manos sin sufrir consecuencias; imposible, el quirófano no es un lugar de tapas y sigo expresando mi gratitud por haber salido siempre con vida.

Las constantes cirugías, aunque me hayan impedido el ejercicio de la pastoral, no me hacen decir ni pensar que mi sacerdocio se ha malogrado; tampoco puedo decir que ha caído en saco roto. El sacerdocio me ha dado la fortaleza y una forma determinada de comprender mi vida y ofrecerla. No he dejado mi sacerdocio, sigo siendo sacerdote y sigo ejercitando en el lugar donde me ha puesto ahora la mano del Señor. Gracias a la fe y a mi ministerio sacerdotal, he podido encontrar significado y explicación a mi historia personal y a mi situación patológica actual. No ha sido fácil, pero el Señor me ha concedido luz y me ha abierto los ojos. El sacerdocio ministerial ha coronado mi vida con la tolerancia, la entrega y otras gracias especiales.

Es una fortuna residir en Madrid

27 de febrero de 2021

Al comienzo de todo, en 2009, me sentía fuerte. Podía subir y bajar, tener una vida normalmente activa con simples molestias. En el mismo año tuve la suerte de llegar a España y ser tratado por especialistas en los mejores hospitales de Madrid. Iba conociendo sitios y a mucha gente. Empecé a adquirir un vocabulario médico, a seguir protocolos hospitalarios, a nombrar mi enfermedad sin eufemismos y descubrir el nivel de limitación que me podría producir. En mi entorno encontraba gente buena, simpática, generosa, acogedora y también personas muy especiales.

Al principio me había parecido llevadero, pero con el correr del tiempo, sobre todo cuando empecé a entrar en el quirófano dos veces cada año, supe que la enfermedad no era pasajera y que, en cualquier momento, podía cambiarme la vida, ya que iba produciendo diferentes discapacidades. Lo vi venir mucho antes y me lo tomé también en serio. Seguía trabajando, pero no perdía la conciencia de estar enfermo.

Tuve el apoyo de todos al principio: la Iglesia, la familia, los amigos, el gobierno... Cada sector me ayudaba a su medida y a su manera. Me sentía muy querido y además popular; todos hablaban de mí hasta que poco a poco todo se fue silenciando y normalizando. Esto se hacía largo y los buenos también se cansan. Aquello que antes parecía llevadero empezó a convertirse en pesadilla para la familia, los amigos y bienhechores. El Señor me bendijo con una tregua de 2011 a 2018: no sufrí ninguna dificultad ni dolor alguno. Cuando reaparecieron las complicaciones, ya estaba en Madrid y muy cerca de los médicos. En ese momento ya pude recibir la atención de la Seguridad Social en Madrid.

Por la gracia de Dios, iba encontrando cada vez mucha gente en mi entorno movida por la solidaridad que, con el tiempo, más que amigos, se convirtieron casi en auténticos familiares por su acompañamiento y generosidad. La suerte de conocer a Marce, Juani, Carlos, Joaquín y Marosi, Alfredo y Mayte, Antonio y Charo, Carmen y Jesús, Beatriz, Isabel, Carmen Soto y Gloria. Vivo hospitalizado, pero en Madrid tengo amistades. Se dice que las personas con buenas relaciones, tanto familiares como sociales, tienen tasas menores de depresión. Lo sé ahora por experiencia; aunque vivo en medio de sufrimientos, no me sentiré solo, no me faltará la alegría, tampoco compañeros. Las relaciones me dan estabilidad emocional y felicidad. Por ello también mi obispo repensó la idea de enviarme a India para mi rehabilitación.

Así vivo yo la tolerancia

La tolerancia es un término que puede tener varios significados. Etimológicamente[1] se puede entender como la capacidad de soportar, aguantar, sostener, levantar; como respeto a circunstancias, ideas, situaciones, sobre todo cuando son contrarias a otras formas de pensar. En el campo religioso se puede entender como el respeto y aceptación a la existencia de otras formas de vida, creencias e ideas. En el contexto canónico se explica como inmunidad y dignidad que se concede a aquel que procesa una creen-

[1] Según el Diccionario Etimológico de Corominas, la palabra «tolerancia» proviene del latín *tolerare* ('soportar', 'aguantar') y *tollere* ('levantar').

cia o religión diferente a la reconocida oficialmente. En el contexto bíblico, la tolerancia, a veces, puede ser equivalente a perdón. En cualquier caso, la tolerancia supone apertura y acogida a lo diferente, diálogo y sana convivencia.

La misma tolerancia, como espada de doble filo, puede ser letal o fuente de muchos bienes. No se trata de tolerar la injusticia, pero la tolerancia mejora la convivencia familiar y social. Es una actitud imprescindible para convivir con personas de diferentes creencias, fomenta el respeto y da espacio a libertad religiosa.

Es importante discernir ante las circunstancias y situaciones adversas que sobrevienen en el camino de la vida, para descubrir en ellas la presencia del Señor que nos continúa llamando a seguirle. Ante ellas hay que ser paciente, acoger en ellas al Dios de la vida, tolerar, enfrentar la dificultad, la espera, también el sufrimiento que trae anexo.

La tolerancia es clave y fundamental para el crecimiento tanto personal como comunitario. La tolerancia es importante en las relaciones familiares, matrimoniales, laborales, sociales... también en la amistad. ¿Y cómo acogemos la adversidad, la enfermedad? La impaciencia no cura a nadie, tampoco ayuda en los momentos de tomar decisiones, sino que puede complicarlo todo. La intolerancia es cómplice en cada fracaso.

La tolerancia es un «encanto». Me ayuda a superar, a discernir, mientras que la intolerancia me hace retroceder, alimenta la violencia, la prisa, mi estrés. Hoy muchos hombres y mujeres tenemos que aprender más que nunca el valor de la tolerancia, para hacer más habitables nuestros entornos y discernir en silencio el norte de nuestras vidas. ¿Pueblo contra pueblo, comunidad contra comunidad, lucha de todos contra todos, tanto en las familias como fuera de ellas? El ser humano respira violencia contra el «otro» igual que respira oxígeno. Pero con la violencia y la guerra no se siembra la paz ni se asegura el bienestar ni el éxito. La violencia no es un valor, cualquier reino en guerra interna se autodestruye.

La tolerancia triunfa como encanto o maravilla cuando se acoge lo favorable y lo desfavorable. En mi enfermedad, la tolerancia refrigera mi corazón y me quita la preocupación sobre los resultados finales posibles. Esto me funciona y me hace aceptar los sucesos de la vida como normales, naturales; además, como medios por los cuales Dios me habla.

Me he dado cuenta de que, cuando acepto la adversidad como realidad humana, siento en mí una gran liberación, un «encanto»; me produce tranquilidad, paz interior y me libera del sufrimiento, de pensamientos negativos. Uno sufre cuando quiere. Aceptar mi situación fue y sigue siendo difícil, pero para estar en paz conviene que me desprenda de todo y me libere de las preocupaciones y las cosas desfavorables. Reconozco que no es fácil, pero en el momento en que puedo dar este paso, al poco tiempo empiezo a contemplar la adversidad con una mirada más trascendente y llena de sentido. Llego a superar la experiencia humana. El sufrimiento es humano, somos humanos, estamos vivos y por esto padecemos, pero este mismo padecimiento es un camino hacia la plenitud cuando nos acogemos a la gracia de Dios.

Por eso no he querido preguntar por qué a mí. Tampoco pido cuentas al Señor. Así lo hizo Job y no fue defraudado. También lo hizo Tobías y el final de su camino fue muy agradable. ¿Y por qué no voy a intentarlo? Ofrezco mi salud y también ofrezco mi dolor. Los pongo en las manos del Dios Padre, a quien doy gracias. Dad gracias conmigo al Señor y pedid conmigo que sepa entregar mi vida toda en favor de la felicidad de todos los hombres.

Todo lo que Dios hace es bueno. Él pasa conmigo por este trance para que conozca su amor. Permanece conmigo en este instante para que capte el sentido y la grandeza de sus dones. Sin esta experiencia, me habría faltado una realidad importante por conocer, me faltaría por sentir a flor de piel la hora de la impotencia. Me ha abierto la vista y puedo ver con claridad, puedo ver lo importante que son las piernas en la vida y la movilidad del cuerpo humano. Pero ¿de qué sirve tener piernas si no hay camino por hacer? ¿De qué vale la movilidad si no hay dirección hacia donde ir? Es importante caminar, pero lo más importante es saber a dónde vamos para dirigirnos hacia una meta concreta y objetiva.

Mi cacharro siempre está lleno de agua

28 de mayo de 2021

Los espacios vitales son múltiples y cada uno tiene el suyo. Yo también tengo el mío. Cada persona debe encontrar su espacio. El lugar natural para realizarme yo, para servir y corresponder a la gracia de Dios ahora, está donde ahora me encuentro: entre hospitales, con mi silla confortable de ruedas. Todos los espacios y momentos son don y oportunidad, son el único lugar posible para alabar a Dios y hacer felices a las personas, para la realización personal. Todos podemos dar gracias, alabar a Dios, ayudar y ofrecer, cada cual a su manera. Todos podemos servir y colaborar. Mientras se vive, se puede ofrecer, se puede servir y se puede mejorar. Aunque nos creamos indigentes y «gente poco importante», todos podemos ser útiles a nuestros hermanos, a la Iglesia. Todos podemos mejorar. No despreciemos ni juzguemos a nadie.

La persona que sirve a los demás se parece a aquella que va a la fuente a por agua. La fuente no se agota, siempre mana de ella el mismo caudal, pero cada uno recoge la cantidad de agua según el recipiente que lleva. Si tiene un vaso, consigue la capacidad de agua de su vaso. Si lleva un cubo, consigue toda el agua que cabe en su cubo. Si un bidón, la cantidad de agua que recibe es mayor. Cada uno disfruta del agua de la fuente según la capacidad de su recipiente, pero este siempre va lleno. Así comprendo yo el don de la vida que se entrega. Cada uno recibe la vida según su disponibilidad, su trabajo, su capacidad, su espacio vital. Es la misma vida, es el mismo don, el mismo servicio... pero la recepción y la respuesta no son iguales entre las personas que la disfrutan. Dios da siempre y de forma abundante, pero nosotros recibimos según nuestra propia capacidad. De lo que se recibe, se ofrece y se disfruta. No podemos disfrutar de lo que no tenemos. Pretender saborear la vida como la saborean otros es imposible. Cada persona goza la vida según su realidad. Dios ofrece la vida a todos y cada uno la recibe a su medida y en el lugar donde le toca.

A veces podemos pensar que tenemos menos que los demás. No es verdad. ¡Tenemos mucho que agradecer y tan poco que pedir...! Todos recibimos el don de la vida, recibimos el mismo denario, la misma moneda. Por muy pequeños que nos consideremos, no dejamos de ser especiales, importantes. Recibimos el gran don de Dios, la vida temporal y eterna. ¡Y la podemos ofrecer y regalar a los otros!

La fragancia del amor

5 de junio de 2021

Cuando me siento impotente, la fe no es mi consuelo, no es opiácea; es una manera de vivir. Es la luz vital que me regala el Señor. Esta luz me aclara la vista y me hace comprender la vida, la enfermedad, la adversidad y la muerte, con transparencia, y puedo trascenderlas. No es tan solo una manera de hablar, sino, ante todo, en una manera de actuar. Tal como se vive, así se cree; tal como se cree, así se vive.

¿Qué es la fe? La fe es cantar, rezar, participar, compartir, ayudar, escuchar, gozar, sufrir, amar, padecer, morir, trascender... y mucho más. Tener fe en Jesucristo es vivir a la luz de Jesús de Nazaret. Su misterio esclarece el misterio de la vida humana. Todo lo que yo digo del amor emana de la fe y de lo que digo de él. Todo lo que digo de la vida, de la muerte, del sufrimiento y de este dolor que me consume emana de mi fe en Jesús.

Mi vida tiene sentido en Dios y no quiero vivir sin él. Decía Descartes, autor de la «duda metódica» en la filosofía moderna, que la persona se encuentra entre Dios y la nada y tiene que elegir. Yo no puedo elegir la nada, no puedo vivir sin Dios, vivir sin Dios es la nada. «Quien a Dios tiene, nada le falta», escribía santa Teresa de Jesús. Y yo digo: quien a Dios no tiene, todo le falta. El Señor es mi todo. Es mi creador, mi restaurador, mi salvador.

Y quisiera comunicar a los demás, con mi palabra y mi vida, a ese Dios a quien amo y por quien me sé amado. Quisiera trasparentar el amor de Dios por medio de mi propia forma de ser y desde mi nueva comprensión de esta rara patología que me afecta dejando paralizada gran parte de mi cuerpo. Con mi aceptación y tolerancia quiero desprender la fragancia de Cristo.

Cuando alguien toca pintura, después huele a pintura. Si uno toca o bebe alcohol, olerá a alcohol; si usa petróleo, olerá a petróleo; los fumadores huelen a tabaco. Desprendemos la fragancia de aquello que tocamos o consumimos. Quienes hemos conocido a Jesús por medio de su palabra, los que hemos participado del banquete eucarístico, ¿no desprenderemos su fragancia? Una fragancia que revela una forma de ser y de actuar, la de Jesús de Nazaret: la fragancia del amor.

La ausencia de aroma denota ausencia de Dios, porque es imposible poseerle por dentro y no comunicarlo por fuera. «Creer bien y enmudecer no es posible», dijo san Pedro Poveda. El Dios que recibo en la vida es amor y mi testimonio también ha de ser un testimonio de amor. Para oler a Cristo, tengo que elegir vivir desde el amor. Quiero optar aquí y ahora por lo que salva y libera. Donde hay amor, hay tolerancia, hay comprensión, hay perdón y alegría. No hay posesión ni enemistad.

La fragancia que ahora me toca exhalar no brota de mi actividad evangelizadora, sino de mi vida que evangeliza; no emana de mis conocimientos científicos, sino de la renovación constante de mi fe. Esta es ahora mi forma de evangelizar: perdonar, no perder la alegría interior en la adversidad, sino más bien acogerla con regocijo; cultivar la paciencia; no permitir que me abrumen las caídas; no devolver mal por mal.

Mirar el buen ejemplo de Jesús. Es decir, optar por el martirio de la vida como el mejor modo de evangelización. Esta es la fragancia del Dios que recibo en la mesa eucarística: su cuerpo y su sangre derramada.

Cuando la persona permite que Dios dirija su vida, se convierte en testigo de la grandeza de Dios. Lo pequeño se hace grande en Dios.

Durante estos dos años de largo ingreso en hospitales, en varias ocasiones muchos me han preguntado por la fuente de mi paciencia. Ante el sufrimiento y tantas visitas al quirófano, es fácil enfurecerse y hasta sentir odio, intolerancia, ansiedad, impaciencia. La verdad es que Dios mismo hace sus obras; yo tampoco sé de dónde me viene a raudales la paciencia, ni puedo expresar con acierto cómo esto se realiza en mí. La paciencia es sabiduría, un aspecto propio de Dios, y no puedo adueñarme de ella. La recibo como don.

Soy guineano y vivo en Madrid. Soy residente, no un ciudadano español. Nadie me ha maltratado ni me han llamado «negro». Quienes me conocen me llaman por mi nombre y nos reímos juntos. Si alguien me llamase «negro», solo indica que tiene ojos para ver. Lo que es, es, y lo que no es, no es, dice el principio metafísico de no contradicción.

Vivo en Madrid y hago esfuerzos por integrarme. Ya me gustan las torrijas, el cocido madrileño y el conejo; también me gusta subir al metro y al bus ecológico. Me supone un esfuerzo hablar deprisa, pero esta sociedad lo exige; creo que, con un poquito más de tiempo y de paciencia, lo consigo pronto. Con interés, nada se resiste y se consigue todo.

Mi vida no es solo sufrimiento
8 de junio de 2021

Verdaderamente no todo es sufrimiento. Con frecuencia, cuando pienso que he llegado al extremo del dolor, otro camino se abre hacia horizontes nuevos y esto nutre mi esperanza. Son oportunidades que no dependen de mí. Es la mano del Señor que milagrosamente trabaja y pone a mi disposición nuevas sendas, buenos amigos que abren mi túnel de nuevo a la vida.

En estos días he conocido a Javier, el fisioterapeuta que me trata en la piscina. Me lleva en la silla de ruedas desde mi pabellón, San Pastor, a la piscina. El hermano Diego, de San Juan de Dios, me recibe en el pabellón; Ángel me acoge en la piscina y, ya en el agua, me rehabilita Javier. Me cura, pero también me enseña. Hoy hemos hablado de la movilidad. Me decía que caminar es una pérdida constante de equilibrio hacia adelante y el paso, una simple reacción. No me había parado a pensar en esto. Qué alegría aprender a definir un acto que hacía con frecuencia sin pensar en ello científicamente.

Todos los que me acompañan ahora velan por mi salud física y espiritual. Tengo todo lo que necesito: un gimnasio, grandes amigos, mi rosario y el Evangelio de cada mañana. Los domingos y festivos concelebro con el padre Víctor y Herbert. Cada mes, la hermana Fany me lleva a la capilla de Benito Meni para la Exposición ante el Santísimo. También me invitan a comer. Puedo comulgar diariamente y dispongo del acompañamiento de los hermanos de San Juan de Dios. Entre los voluntarios, viene la señora Carmen, Valeria, el doctor Bernabé Hurtado de Mendoza y María José. Con ellos disfruto de buenas conversaciones y mejor compañía. Son voluntarios de la Fundación San José y entienden muy bien qué significa acompañar a los pacientes. También me visitan mis amigos de la parroquia Nuestra Señora de Europa. Todos se ponen a mi disposición para que alcance la recuperación. No puedo quejarme de nada, nada está fallando, es mi cuerpo el que tarda en reponerse. El cuerpo se estropea con facilidad y se recupera lentamente; tengo que esperar la recuperación con paciencia.

Aquí y ahora, me doy cuenta y confirmo que el servicio sacerdotal es una gran bendición de Dios, un gran don, pero también una tarea para mí. Gracias al sacerdocio he tenido la ventaja de conocer muchos sitios y mucha gente buena. Por ser sacerdote he leído, he aprendido, he bailado, he comido, he viajado... He conocido el consuelo que el Señor da a los que le siguen. Por esto, quiero repetir otra vez que el sacerdocio es un gran regalo y una gran bendición para mí. Aunque siga impedido o disminuido, Dios nunca puede contradecirse. Él acompaña a sus sacerdotes en cualquier estado y los hace llegar a todos los lugares a donde él quiere ir. Así es el Dios de Jesús: Padre, solidario, misericordioso, humilde; un Dios condescendiente con los que sufren, por su naturaleza y bondad. Nunca nos deja solos. La foto del Dios de Jesús es el pobre.

En el dolor puede que experimentemos su ausencia por su silencio, pero lo que no debe faltarnos es la convicción de que siempre está con nosotros, aunque no lo advirtamos. No nos abandona, nos acompaña y da plenitud, nos hace madurar. Solo basta confiar en él y esperar para que transforme el agua de nuestra vida en el vino de la alegría, como en las bodas de Caná (*Jn* 2, 1-12).

9. UNA HISTORIA DE AMOR

No tengo fuerzas

Nuevamente, todo parece «llover sobre mojado»; una vez más, «de Herodes a Pilato». Pero ya sé que la noche tiene fin cuando amanece el día, que los diluvios también se acaban y que los procesos no son eternos.

Tengo confirmada una nueva cita con el neurocirujano. He de entrar otra vez en el quirófano, quizá este mes de julio. Es la cuarta cirugía en la columna en la Jiménez Díaz, esta vez, en la parte lumbar porque el canal está tupido en los niveles de L1 y el subtotal del cono medular. El 90% de mi recuperación depende de esta operación, según la última observación profesional del médico. Me parece un porcentaje muy elevado y la operación muy necesaria, no se puede eludir. Ya no me quedan pilas, no tengo fuerzas, pero ante los grandes problemas, es preciso poner grandes remedios. No me queda otra, quiero salir de esta situación y voy a someterme a la propuesta terapéutica. Aunque haya que pasar mil veces por el quirófano, mil veces por el gimnasio, mientras tenga esta oportunidad, voy a seguir luchando. Quizá algún día el Señor pueda bendecir mi esfuerzo con el don de la movilidad y la sanación.

Veo cómo mi vida en estos últimos años transcurre entre hospitales y quirófanos. Soy el cura de los hospitales. A mis últimos amigos los he conocido en los hospitales; mi vestido: batas y pijamas; mi transporte: ambulancias; mi cuasi domicilio: el hospital. Quedo exhausto ya del olor a medicamentos. Pero sigo vivo y tengo que continuar. Debo poner de mi parte voluntad, trabajo y paciencia. Confío en que Dios tenga compasión de mí. El médico pondrá también su parte. Pero no depende todo de mí ni del doctor. Mi Dios es un Dios de vida y no hay razón para tirar la toalla ni desanimarme, porque él sigue a mi lado. No quiero dañar a nadie ni hacerme daño a mí mismo. Ni suicidio, ni eutanasia. En mí no habrá espacio alguno para la depresión ni para la tristeza. Voy a «coger el toro por los cuernos» sin «agachar las orejas». En la vida, todo aquel que camina y avanza, llega.

Al enfermo, todo el mundo le quiere enseñar

Ahora prefiero ir por la vida como si no supiera leer ni escribir, como si no supiera nada. Esto me permite recibir un trato más natural y saber lo que el mundo piensa y hace sin protocolos. Me entero de muchas cosas fingiendo no saber. Aprendo y también me divierte el humor de la gente. Un enfermo no sabe nada, todo el mundo le enseña. Como si la sabiduría fuera privilegio de los sanos. Pero no es así. La enfermedad es tan solo un accidente inherente sobrevenido.

Muchos me quieren enseñar a rezar, algunos piensan que estoy enfermo porque no rezo bien. Otros quieren enseñarme a poner la televisión y me invitan a leer libros que ya he leído. Puedo fingir ignorancia muchas veces para no dar explicaciones. A mí me fallan las piernas, pero no me falla todavía la cabeza. Además, ¿por qué voy a aprender ahora los misterios del Santo Rosario, si desde los quince años ya los rezaba de memoria y los rezo todavía?

En un principio, esto me incomodaba, pero después encontré una explicación: lo que no se puede evitar se puede soportar, lo que no se puede superar se puede asumir. No puedo preocuparme por aquello que no puedo controlar. No se trata de resignación, tampoco de derrotismo, sino de realismo, tolerancia; no era oportuno actuar de otra manera. Al final, no me quita nada ser alumno y tampoco viene mal recordar aquellas cosas aprendidas en la infancia.

Así como un estanque de agua o un pantano pueden secarse y vaciarse, y deben esperar a que el agua llegue de la lluvia, de algún río o manantial, la paciencia se me puede agotar. Esto es normal, por esto tengo que pedirla y esperarla de Dios. Esta es mi respuesta a quienes me preguntan cómo vivo con paciencia la situación dramática que atravieso. Algunos se interrogan: ¿de dónde sacará este humor que tiene?, ¿de dónde saca fuerza para mantener la paciencia? Es que en realidad la paciencia no es mía, es un don de Dios que me regala a mí y a aquellos que se abren a su voluntad y se dejan abrazar por su Espíritu de fortaleza y amor. Esto no se hace verdad solo en los momentos de dolor, se hace verdad en la vida ordinaria, en la salud y en la enfermedad. Dios concede la gracia en todo momento y solo es necesario abrirse y dejarse guiar. El Espíritu abre los ojos y ofrece el don de la sabiduría.

Dios es la causa de la abundancia y la plenitud. Si no recibo de él, no tengo nada para mí ni para ofrecer a los demás. Si el interruptor está apagado, la luz no llega. Si mi vida no está conectada con Dios, le faltará luz, plenitud, acierto. Sin Dios no tengo nada. Con él lo tengo todo.

Es la cuarta cirugía en un espacio de dos años en la Fundación Jiménez Díaz. Repito la misma dinámica de recuperación, retroceso y nueva cirugía. Llevo tres rehabilitaciones, tres retrocesos y cuatro operaciones desde octubre de 2019 a agosto de 2021. Dos años que no pueden ser comparados con ningún otro año de mi vida por el nivel de sufrimiento. Dos años de impotencia, de invalidez, de desprendimiento y experiencia de cruz mucho mayor que en las primeras veces.

Operación en plena pandemia

Como en otras ocasiones, me llegó un mensaje al móvil que confirmaba la cirugía programada. Tenía que ingresar el día 19 de julio de 2021. Dos días después me llevaron al quirófano. Era a las ocho de la mañana del día 21.

Las ruedas de la camilla se deslizaban suavemente sobre el suelo. A veces me parecía avanzar y otras, retroceder; una sensación especial. Tenía los ojos cerrados entre sábanas y recitaba la versión larga del credo. No podía responder ni siquiera a las preguntas del celador. Estaba concentrado en la oración. Cuando terminaba, volvía a empezar y no me llegaba a la mente otra oración que el credo. Repetía y repetía de nuevo. A nuestro paso se iban abriendo unas puertas, se cerraban otras; de una planta a otra. No me acordaba de nada ni de nadie, solo el credo. Sentía fuerza y decisión, entrega. La gente dejaba paso, podía escuchar las voces. Iba al quirófano con la bata negra y mi código de barras en la muñeca. Me sentía débil pero fuerte, triste pero alegre, solo pero acompañado, indeciso pero decidido. Una síntesis dialéctica de contrarios. No tengo palabras para describir realmente mi estado aquella mañana.

Unos metros antes de llegar, nos paramos. Abrí los ojos. Tenían que ponerme una vía, pero no fue posible. Una mujer enorme, con algo entre ceja y ceja, me repetía al ritmo de unos pinchazos: «No muevas la mano, tienes una piel muy dura». Tengo la costumbre de mirar al otro lado cuando me ponen la vía y así lo hice. Ni me movía ni miraba, fue una primera estación. Me pasaron al quirófano, abrí los ojos otra vez y vi mucha gente, cada uno en su tarea: radiólogos, cirujanos, enfermeras, auxiliares, celadores. Me sacaron de mi camilla y me pusieron en otra más pequeña. Sobre mí, muchas luces todavía por encender. Me preguntaron si sabía lo que me iban a hacer y respondí afirmativamente. Minutos después, se aproximó una mano hacia mí para entubarme y ya no supe más.

Me desperté. ¡Qué alegría! Eran las cinco de la tarde. Habían pasado nueve largas horas. Mi espalda parecía una cremallera: la tenía agarrotada con tantas grapas juntas. Salí del quirófano vivo, pero con mucho dolor. Podía disfrutar de una tregua de treinta minutos, lo que duraba el efecto del calmante, y empezaba otra vez el dolor, a veces más fuerte, con más intensidad. Lloré. Era un dolor difícil de soportar.

Nunca imaginé que a mi edad podía llorar tan alto en público, con lo que me cuesta llorar. No había sentido un dolor igual en toda mi vida. No fue como otras veces que salía del quirófano con humor. Con este susto, creía que no me apuntaría fácilmente para repetir algo igual en pocos años. Suplicaba que mi Dios no lo permitiese.

Esta vez me llevaron a la Unidad de Cuidados Intensivos. Allí me dieron de todo para el dolor. Llevaba la vía central, otra vía en la aorta, una vía «azuleta» en la mano, electrodos por el cuerpo y conectado a una bomba de fentanilo. Parecía RoboCop. Así pasé cinco días hasta que me llevaron a planta, gracias a Dios.

No podía comunicarme con nadie. Tenía el teléfono apagado, pues no tenía fuerzas para cogerlo. Tampoco los amigos y compañeros podían acceder por el protocolo del hospital y los cuidados establecidos por la pandemia. Solo después, cuando me pude comunicar, amigos y familiares, tutores y conocidos pudieron escucharme y se alegraron mucho. Fuera, nadie sabía lo que pasaba conmigo dentro.

Nena, mi hermana, se puso a llorar desde Valencia. María Rúa, argentina, llegó al hospital, pero no logró entrar. María es una mujer maravillosa, compañera, amiga, hermana, confidente, una madre. Las madres son todo para sus hijos. Es como una madre para mí en Madrid.

El dolor seguía siendo fuerte y difícil de controlar. Tuvieron que tratarme a base de calmantes fuertes: anestesia, morfina, tramadol… Mi cuerpo necesitaba una terapia con opiáceos. Pero ya me siento mejor y con menos dolor. Ahora ya puedo tomar la medicación oral. Dice el médico que para estar fuerte también tengo que comer mucho. Me gusta esto, tengo buen apetito y como muy bien, solo evito empacharme.

La croix de l'adversité c'est difficile a charger

La cruz de la adversidad es difícil de cargar. No me parece tarea humana, es tarea divina cargar la cruz. Es Dios mismo quien carga las cruces del mundo. Cargó la suya y sigue cargando hasta hoy las cruces de cada persona, de cada pueblo, de la humanidad. Sin Dios, nadie puede con su cruz. La fortaleza viene de Dios.

Pienso en las múltiples situaciones que nos quitan la paz y que vamos arrastrando a lo largo de la vida, nuestras cruces. Podemos llegar a creer que la fuerza para resistir proviene de uno mismo, de nuestra habilidad. La verdad es que, en el trance del sufrimiento, Dios mismo está entre bastidores. Lo siento, lo vivo, me ayuda a cargar y pone a mi lado mediaciones para que el dolor no me aplaste. Yo solo, sin su presencia amorosa, no podría con esta cruz.

De repente, aparece alguien conocido —o desconocido—: un cireneo, un colaborador, un enviado de Dios. Es Dios mismo quien aparece con la imagen de un bienhechor. La solidaridad de Dios no deja espacio a la indiferencia frente al dolor de sus hijos. Es posible que el que sufre no lo sienta, no lo pueda pensar ni imaginar ni expresar; pero, de ninguna manera, Dios puede ser indiferente. Esto es imposible.

Dios es amor y un amor hecho humanidad en Jesús de Nazaret. Sufre con el que sufre, llora con el que llora, está de parte de los afligidos preferencialmente, trabaja desde nuestras circunstancias, sacia nuestra necesidad y acompaña nuestras soledades. Obra en nuestro vivir cotidiano el milagro de nuestra liberación. Es un Dios hecho hombre, encarnado. Todos nuestros proyectos los realiza él. Solo espera nuestra apertura, que pongamos en él nuestro sosiego y mantengamos la paciencia en el silencio con esperanza activa.

Me han vuelto a operar. Sigo encantado de ver cómo se va realizando el proyecto de Dios en mi vida. Puedo sentirme feliz. Contemplo cómo ha ido llegando todo: las operaciones, los tratamientos, la acogida en los centros de rehabilitación... Todo parece tener un orden, como si delante de mí estuviera otra persona organizándolo todo; va delante de mí y me veo «enchufado» en Dios: es el Señor. Es un milagro patente a mis ojos.

Ahora no tengo ninguna movilidad. Me han extraído cuatro tumores benignos, pero con una energía invalidante. La patología puede producir en muchos casos la invalidez y en algunos, la muerte. Es posible que esta enfermedad no me mate, pero lo cierto es que me hace sufrir demasiado.

Cuando sobrevenía una crisis de dolor, sollozaba todo el día. Si no lloraba, rezaba; a veces, en silencio; otras veces, en voz alta. En ocasiones repetía el padrenuestro o el credo; otras veces empezaba a parir oraciones. Nunca había pedido a Dios que me quitara la vida, pero en esta ocasión lo hice y, al final, he descubierto que mi proyecto de vida no está en mis manos ni en las manos de nadie, sino únicamente en las manos de Dios. Solo él conoce el tiempo y la ruta por donde he de pasar, conoce tanto mis subidas como mis hondonadas, el día y la hora. No se lo voy a volver a pedir. Quiero sostener la vida. No voy a bajar el listón ni a tirar la toalla en mi proceso de rehabilitación. He comprendido que esta es mi vida, este es mi camino, es mi proyecto, es mi historia y voy a dejarme guiar por Dios, abrirme a la acción del Espíritu Santo porque sé que mi historia es una historia de amor de Dios conmigo.

Gracias por el regalo de la vida

Ya ha pasado mes y medio de la operación. Los médicos no me han dicho nada nuevo con relación a la cirugía. La anatomía patológica es la misma y la propuesta terapéutica, también. Tengo que esperar un tiempo aquí ingresado en la Fundación Jiménez Díaz, hasta que encuentren una plaza para mí en algún centro especializado en rehabilitación. No sé dónde me tocará esta vez. Ya estuve en el Hospital Parapléjico de Toledo de renombre internacional, he pasado por el hospital de media estancia de Guadarrama, luego cinco meses en el Instituto San José de Madrid y no sé dónde me tocará esta vez. Los tres centros ofrecen buen servicio. Tengo mayor probabilidad de recuperar la movilidad y voy a agarrarme a esta oportunidad poniendo toda mi voluntad y mi esfuerzo. Voy a pedir también a María, la Desatadora de Nudos[1], que bendiga mi trabajo en caso de que fuese yo digno de esta enorme gracia.

No voy a desanimarme, ni física ni psicológicamente. Voy a continuar. Sé que, por más larga que sea una noche, llegará siempre el amanecer. Ha durado mucho el sufrimiento, pero el bien está por llegar. No puedo desilusionarme; la vida tiene una dirección: hacia adelante. Tengo que pedalear, voy a proseguir mientras siga teniendo estas oportunidades. Voy a aumentar también mis momentos de oración, de intimidad con el Señor y ofrecer mi dolor por los demás, como siempre. Quiero contemplar en silencio sus maravillas y hacer una lectura creyente de la realidad que me toca y me ha tocado vivir. Puedo encontrarme conmigo mismo y descubrir la voluntad de Dios. Aquí y ahora llega el tiempo de Dios.

Quizá el médico proponga operarme en otra ocasión. Ni ahora ni en adelante voy a cambiar de opinión. Quiero seguir siempre con la mirada hacia nuevos horizontes. Mi vida no consiste en la movilidad de mis piernas. Mi vida es mucho más. Yo todavía tengo vida, por esto, en vez de entristecerme, voy a agradecer y mantener mi alegría por-

[1] El origen de María Desatanudos es un cuadro de Johann Georg Melchior Schmidtner datado hacia el año 1700. Es una alegoría de las dificultades humanas, simbolizadas como cintas anudadas, que María desata y destraba como una madre que así ayuda a sus hijos.

que hay vida en mí y es mucha la gente que muere cada día. Dios aún me regala vida. Gracias, Señor.

Durante el mes de diciembre de 2020 pasé el virus de SARS. El mes de mayo de 2021 recibí la vacuna de Pfizer con doble dosis. Llegó el mes de septiembre y tuve que confinarme y guardar cuarentena por segunda vez. Gracias a Dios, esta vez dicen los médicos que soy un falso positivo.

Me asignaron el hospital de Cercedilla para hacer la rehabilitación y no el de San José, donde me hubiera gustado volver, pues ya lo conocía y me conocían. Por suerte, al final no había plaza en Cercedilla y me tocó San José. Consideré esto como un nuevo regalo inesperado de Dios. Mi estado de salud ha cambiado mucho después de la cirugía: no puedo mantenerme de pie, estoy más débil, no tengo fuerza ni musculatura, me cuesta mover las piernas y sufro los problemas de hormigueo y acorchamiento otra vez. Este proceso de la parestesia en los miembros inferiores ya lo conozco muy bien.

No estoy deprimido, pero sigo sin entender nada. Solo me queda la confianza en el Señor. Sigo creyendo que tener paciencia no es solo saber esperar, sino saber mantener la confianza mientras se espera. Sí, estoy enfermo, pero voy a seguir «plantando cara» a mi enfermedad, con tranquilidad y en silencio, como María, que acogía en silencio el misterio de su vida bajo la mirada de Dios.

Dios de la vida y de los que sufren, escúchame

Te pido, Señor, en esta nueva temporada, que mi mente olvide todo lo malo, que mi espíritu se llene de tu fortaleza, para ver en mi entorno el bien que proviene de ti, el bien que acontece constantemente en mi vida. Déjame ver solo lo bueno, transfigura mi forma de mirar a mis hermanos, para que comparta, sin límites ni prejuicios, la paz y la alegría que caracterizan a los hijos que creen en ti. Abre mi mente para captar a priori lo que perjudica y concédeme capacidad para saber esquivar las trampas y las piedras de tropiezo que colocan los hijos de la oscuridad; ellos son astutos. Que sepa expresar con hondura y profundidad la identidad cristiana en cualquier circunstancia, sin fronteras. Deseo encontrar mi felicidad y la felicidad del otro.

Ahora me siento muy frágil, desconcertado, temeroso y pequeño, indigente. Tengo mucha necesidad de apoyo, de cariño, de consuelo y de seguridad. Después de esta prueba de fuego, Señor, déjame sentirme bien. Concede el mérito al esfuerzo, dame sanación, dame movilidad, no estés como si no me oyeras. Me cuesta mucho vivir así, tal como estoy ahora. No contaba con ello, pero confío en ti y en tu perdón. Me pongo en tus manos, me abandono a ti y descanso mi dolor en tu dolor. Me siento cómplice en tu muerte y en tu cruz. Como un niño pequeño que corre llorando hasta su madre, así recurro a ti cada mañana para que me sanes y me fortalezcas; y no solo a mí, sino también a todos los que recurrimos a ti danos la salud. Danos pistas para vivir este momento de la mejor manera posible. Señor, Dios de la vida y de los que sufren, escúchame.

De nuevo en San José

Milagrosamente, ya estoy en San José, mi casi domicilio. Aquí me conocen muchos y yo también conozco a la gente. Cuando nos juntamos, reímos, cantamos, jugamos, rezamos y nos ayudamos mutuamente. Es una hermosa experiencia. Me sacan muchas veces a pasear por el jardín, estar aquí es un lujo. Agradezco el reencuentro con los médicos, tanto en la planta como en el gimnasio, y tengo la esperanza de encontrar el mismo equipo en la piscina, aunque tampoco pasa nada si me encuentro con otros, sería una oportunidad para conocer nueva gente.

En el gimnasio me atiende Edu esta vez. Nos conocemos y me siento a gusto con él: me corrige, me anima y me enseña. Está muy solicitado, pero, cuando me toca, me da mucha caña. El día que tiene reunión, le echo de menos. Me dedica mucho tiempo y veo las ganas que tiene de conseguir mi mayor nivel de independencia. Me abre la mente y me confirma que algo se puede conseguir. He estado ya con todos los fisioterapeutas del pabellón y otros que ya no están. Los ánimos que capto me indican que todavía tengo oportunidad. Muchos compañeros se han ido de alta, otros han llegado y son nuevos. El movimiento de entradas y salidas, conmigo en medio, me revela que mi camino de oportunidad sigue abierto porque no todos pueden llegar aquí. Gracias, Señor.

Con la fe de Abraham
15 de septiembre de 2021

Hoy he ido a revisión a Toledo. El Hospital Nacional de Parapléjicos de España en Toledo tiene programado, para cada uno de los pacientes que han pasado por allí, una cita presencial al año aparte de la teleasistencia. Ha resultado muy difícil, pero ha ido bien y me ha gustado. Me acompañó Alfredo de Mayte. Estrené su nuevo coche y pasamos juntos la jornada. Me alegró volver a encontrarme con gente conocida y con el personal sanitario del hospital. En el viaje de vuelta a Madrid, pasamos otra vez el puente del río Tajo. Entre carreteras y jardines, personas y risas, lo disfrutaba todo, aunque no había fiesta ni canto. En mi tierra, cuando algo sale bien, «esférico», se canta o se festeja. Todo me parecía hermoso y nuevo. Hacía mucho tiempo que no veía la ciudad de Madrid. Sobran motivos para disfrutar de la vida y abandonar los vericuetos extraviados, los malos pensamientos; hay que levantar la cabeza, no creo que sea mucho pedir.

Cada temporada tiene su gracia. Ahora estoy contemplando las maravillas que hace Dios y su pedagogía conmigo. Esta es mi suerte. Veo cómo trabaja la gracia de Dios en las mediaciones que pone para mi rehabilitación. Estoy rodeado de gente buena. La gente no viene a mí porque soy bueno, tampoco es mérito mío atraer a tanta gente. Las personas me ayudan porque son buenas. Dios mismo me lo regala.

Puedo decir que esta etapa tan difícil que vivo es, también, un tiempo bueno porque aprendo, me enriquece y me regala una nueva familia.

Hasta que no llega la prueba, la adversidad, la enfermedad o el dolor, la persona no llega a conocer sus propias capacidades; suele ser un momento de autorrevelación. No podemos imaginar la cantidad de paciencia ni de tolerancia que tenemos hasta que no llega el fracaso, la desgracia, el revés a nuestra vida poniendo en marcha nuestra potencialidad de aguante y resistencia, nuestra capacidad de resiliencia.

El mal crea desconfianza en Dios y en nosotros mismos, propulsa la pereza espiritual y el desánimo, siembra la cizaña. El mal crea dudas, siembra daño y muerte a su alrededor, oscuridad. Y cuando abrazamos la oscuridad, dejamos de rezar, dejamos de avanzar por el camino de la luz. Y yo no quiero dudar, no quiero dejar espacio alguno al mal. No sé hasta dónde voy a poder, pero quiero caminar con la seguridad de la fe, la fe de Abraham: sin saber, pero seguro y confiado en el Dios que se le ha revelado. Esta es mi voluntad, este mi proyecto de vida que dejo siempre sobre la mesa del altar en la celebración eucarística.

Frágil, pero firme

Me siento pobre, frágil, dócil, pero firme. Hablo de la firmeza que da la fe, no de poder ni prestigio humano, pues ni tengo fuerza ni fama. Mi existencia es pobre, dócil y frágil; ya no tengo nada. Tampoco quiero pedir nada. Quien más pide no es el que más necesita, eso dicen. Mis amigos me aconsejan que pida lo que necesite. Esto me cuesta mucho porque no tengo nada. ¿Qué pediría? ¿Por dónde empezar? Estoy inmerso en una vasta y grandiosa plataforma de carencias. Durante mucho tiempo, la gente venía a mí, ayudé a varias personas desinteresadamente. Ahora soy yo quien tiene que acudir a la gente.

En mi tierra, no soy rico, soy «económicamente débil»; lejos de mi tierra, también. Entonces, ¿qué voy a pedir? Nada. Voy a vivir con lo que me da la vida, para no tener que pedir todo, ni siempre. Tengo un techo, una cama, agua, luz, calefacción, el pan de cada día y la asistencia sanitaria, por ahora. Tengo con qué vestirme y me arropo bien cuando hace frío. Esto es un milagro y lo saben muy bien aquellos que no tienen nada. Pues se agradece. Tengo muchísimo.

Estar lejos me produce nostalgia. Volver a mi tierra comporta intemperie. En mi tierra, la discapacidad cierra las puertas, como si fuera contagiosa; es maldición, soledad, hambre, suciedad, desnudez, contaminación, tristeza, burla, antesala de la muerte. Es objeto de ironía y desprecio. Ante esta realidad, ¿qué hago yo? ¿Me quedo o regreso? No puedo decidir. El Señor es mi pastor, nada me falta.

Desde pequeño he vivido en grandes contextos de pobreza y no he experimentado otro estilo de vida. Nunca he sido rico ni es lo que quisiera. He tenido siempre algo que comer, pero nunca me he dormido con la seguridad de lo que voy a comer al día siguiente.

Ahora tengo 42 años. No me he bañado nunca en una piscina, no me he metido en un yacusi de hidromasaje ni baño turco, no he conducido un coche nuevo propio, no he reservado mesa en un restaurante, no he tenido un teléfono original, compro artículos de imitación. En mi familia natural me he acostumbrado a comer lo que hay o lo que se ha conseguido. Siempre he vestido bien, pero con aquello que podía conseguir. No elijo lo que quiero, vivo con lo que tengo. Así he vivido mi infancia y juventud y no me avergonzaré nunca de mi vida ni de mi humilde familia, sino que viviré agradecido eternamente. He querido ayudar a mi familia natural, pero solo me he quedado con las ganas.

Nunca he pedido a Dios que me librase de la pobreza, pero siempre le he suplicado que me concediese la alegría; porque, donde hay alegría, no hay avidez ni avaricia, no hay enemistad ni egoísmo, sino amor incondicional, y el amor es el mayor distintivo de la plenitud en la vida humana y cristiana.

La avaricia es propia de la opulencia, de los que tienen y no saben compartir. La persona tacaña vive triste, insegura y necesita proteger sus bienes, a veces incluso con las armas. Se aleja de los demás para que nadie le abra «la nevera».

Es cierto que el poseer es insaciable. El poderoso cada vez necesita poseer y poder más, dominar más, porque nunca es suficiente. Entonces, la oscuridad se instala en su espíritu y su reflejo es la tristeza y el daño.

Otro peligro es el riesgo de absolutizar lo que es relativo y relativizar lo que es absoluto. La vida se hace demasiado pequeña para el que sufre la ambición de poseer y de dominar, por eso es capaz de todo para tener más y más. Puede llegar a matar, humillar, esclavizar, dividir, explotar, cosificar... con tal de lograr rápidos ingresos y «estómago lleno». El dinero se puede «subir a la cabeza» y hacer que lo mucho parezca poco y lo más grande, pequeño.

Reconozco que la pobreza no fue una realidad opcional ni para mí ni para mi familia. Fue el contexto circunstancial en el que nacimos y no había elección. No fue nada agradable, no fascina la pobreza. Pero sí fue para mí aleccionadora y, viviendo en la pobreza, me hice fuerte. En la pobreza aprendí que donde el dinero es prioridad, no hay lugar para otro Dios, no hay lugar para el amor, porque corrompe los sentimientos, prostituye los afectos, divide los corazones, enfrenta a los hermanos y disocia a las familias. El afán desmedido de dinero es enemigo de Dios y también de las personas, arma arrojadiza y obstáculo para el seguimiento de Jesús[2]. Cuando digo «dinero», hablo también del afán desmedido de «poder» y «tener».

---

[2] «El joven se fue triste, porque era muy rico» (*Mt* 19, 22).

Ni teólogo ni filósofo, solo orante

Por inclinación, la persona tiende a amarse a sí misma y busca siempre lo agradable y placentero con el fin de llenar su vida. Es una gran verdad. Compramos lo que nos gusta, viajamos a donde nos sentimos bien, salimos con la persona que nos agrada. Deseamos el éxito y la victoria en nuestros proyectos; no contamos con el fracaso ni con la derrota. Esto es humanamente natural. Para asumir lo desagradable y no placentero como el dolor, la enfermedad, la adversidad... no solo necesitamos excelentes motivaciones y conocimientos científicos elevados, sino que necesitamos fe: estar enamorados de Dios y depositar la confianza en él como lo hizo Abraham. Necesitamos oración. Solo la fe ilumina, da sentido y trueca lo desagradable en agradable.

Me he dado cuenta de que la fe juega un papel importante en los procesos curativos. Sus efectos van más allá de llenar de optimismo y energía positiva al enfermo. Abre la esperanza ante el desafío que presenta cada patología y la búsqueda del tratamiento y el medicamento adecuado. El Señor, que transforma el agua en vino, que curó a la hemorroísa cuando esta tocó su manto, también puede «sacar hijos de Abraham de estas piedras» (*Mt* 3, 9). Voy a creer y esperar mucho más en él ahora.

Mi organismo ha sufrido excesivas cirugías y tratamientos, además ha sido demasiado medicado. No sé si fue un acierto o un error. Yo hice lo que tenía que hacer: hospitalizarme y firmar los consentimientos. No puedo decir ahora que tengo buena salud ni que estoy curado, pero tampoco estoy peor, solo que la evolución de mi recuperación es muy lenta y milimétrica, hay que detectarla con lupa.

No es lo mismo tener fe que no tenerla en el lecho del dolor y en la vida en general. La fe no solo es útil en la enfermedad, es también útil para la vida ordinaria. La fe nos cambia la mirada. Cuando se tiene fe, hay esperanza en el tratamiento, en la cirugía y en todos los procedimientos que se adoptan para el restablecimiento de la salud. Con la fe hay confianza en el poder de Dios, que cura cuando todo parece callejón sin salida. Por esto, en tiempos de enfermedad no tiene sentido la prepotencia, el orgullo ni la tenacidad. Hay que dejar a un lado la teología y la filosofía. No es posible ser teólogo o filósofo en una nave del hospital. Vale la sencillez y la humildad. No vale la pena enemistarse con Dios ni con los demás, sino que hay que acercarse al otro, encontrarse con los demás pacientes, conocerse, compartir experiencias y, sobre todo, encontrar y dejarse encontrar por Dios, rezar y dejarse acompañar humana y espiritualmente también. Siempre hay que rezar. Es importante cuidar la oración. Puedo decir que forma parte de mi tratamiento y da paz a mi espíritu. No puede haber fortaleza del cuerpo si no hay fortaleza de espíritu. El cuerpo es débil pero el espíritu es fuerte (*Mt* 26, 41), da energía y vida al cuerpo.

Yo también clamo por mi salud

Es importante la oración del propio enfermo que clama por su salud. Los creyentes que me quieren oran por mí a Dios, pero cada uno tiene que pedir al Dios de la vida la salud. La Biblia muestra el caso del Rey Ezequías, a quien el profeta Isaías anunció que su enfermedad era mortal. Al recibir el mensaje, el rey de Judá lloró, oró y clamó a Dios por su curación. El mismo profeta le transmitió la respuesta del Señor: «He escuchado tu plegaria y visto tus lágrimas. Añadiré otros quince años a tu vida» (*Is* 38, 5).

Me pregunto a veces qué hubiera hecho yo ahora si no tuviera fe. Qué habría sido de mí si no creyera en un Dios que es Padre. Estaría en completa oscuridad, me vería derrotado y buscaría en los demás posibles culpables de mi situación. Por la fe sé que nadie es culpable. Es humano enfermarse. La enfermedad se cura y, cuando no se cura, tampoco pasa nada, se asume sin prejuicios ni estereotipos. Eso da tranquilidad, sosiego, armonía, alegría, encanto, tolerancia, paciencia en el dolor y hasta hace posible morir en paz. El mayor desprendimiento es aquel que llega a la donación de la vida misma.

«Volverán las oscuras golondrinas en su balcón sus nidos a colgar», así escribía Bécquer, un poeta romántico español. El valor estético de su verso hace que su contenido sea atemporal. Expresa la nostalgia y necesidad de regreso a un curso normal que antes se tenía y que, con el tiempo, se ha perdido. Me faltan muchísimas cosas del pasado, pero nada me hará desesperar. Quiero aprender y madurar. El pasado feliz puede volver, y si no vuelve, el Señor no me dejará. «La verdadera vida no se puede acabar con la muerte».

> La vida de los que en ti creemos, Señor, no termina, se transforma y, al deshacerse nuestra morada terrenal, adquirimos otra morada eterna en el cielo[3].

Francisco Pérez De Pieri Valencia comentó[4] así el texto anterior:

> La verdadera vida no se puede acabar con la muerte. Y en esto, precisamente, es donde san Agustín veía nues-

[3] Texto litúrgico de la fiesta de los fieles difuntos.
[4] *A la escucha*, 1 de noviembre de 2014 en https://ser.dominicos.org.

tra llamada a la inmortalidad. Si somos organismos hechos con una determinada duración en la tierra, ¿por qué me tengo que revelar ante lo que parece mi natural destino? ¿Por qué he de suspirar por algo que me es imposible alcanzar?

10. TODAVÍA NO ES EL FINAL

¿Tirar la toalla?

El 25 de enero de 2022, día de la conversión de san Pablo, ya muy temprano había leído el testimonio de Pablo el perseguidor; también había escuchado la homilía de Miguel Ángel Arribas. Una ducha y mi desayuno favorito de manzanilla preparado por Toñi. Me puse los pantalones Puma, muy buenos para proteger del frío, y una camiseta blanca que combinaba con el color de mis zapatillas. Estaba listo para esperar la ambulancia. Me encontraba animado y con ganas de escuchar la opinión y valoración del médico.

En mi última revisión me había acompañado Lucas Berrocal, mi párroco. Esta vez lo hizo Alfredo, amigo mío, médico de la parroquia. Yo salía de San José y él, de su casa. Nos encontramos en la entrada principal del hospital. Nos saludamos con mucha tranquilidad y paz, a pesar del retraso, luego nos dirigimos a la sala de espera, sacamos el tique de consulta y esperamos. Apareció muy pronto por la pantalla mi código de turno y sin nervios ni preocupación entramos los dos. Aquella salita, por donde había caminado en otras ocasiones, era testigo de la ausencia completa de movilidad. No podía caminar ni ponerme de pie. Sentía una pesadez de piernas que no me permitía ni siquiera mover los pies;

pesaban como bloques de hormigón. Había desaparecido el dolor fantasma, pero persistía la parestesia. No tenía sensibilidad ni control y además padecía todavía de una urgencia miccional ya casi crónica. No encontraba explicación razonable: después de tantas cirugías, yo seguía sin recuperarme. ¿Tengo que seguir esperando la recuperación que me aseguró el médico hace tiempo o es el momento de asumir mi situación de invalidez? Esta vez parece que el médico no «tira la toalla», así que voy a seguir «luchando».

Después de contemplar largo rato su ordenador, el doctor giró la pantalla hacia nosotros y nos enseñó en imágenes el problema acuciante del momento. Apareció un nuevo desafío. La penúltima cirugía había cicatrizado mal y cerraba el paso del líquido cefalorraquídeo; su acumulación caía directamente sobre la médula originando así una nueva compresión medular, posible causa de mi falta de movilidad. Como si fuera poco, añadió que, para prevenir, habría que operar de cervicales con el fin de evitar una posible operación en el futuro próximo. Es decir, proponía «matar dos pájaros de un tiro». ¿Qué iba a decir yo? Solo quería estar mejor y cualquier procedimiento terapéutico sería perfecto; por eso estampé mi firma digitalmente. Contaba también con el consejo de Alfredo, además de mi fe en el Señor y el deseo exagerado de volver a caminar.

Tan solo me pregunto

Voy a hacer como la rueda. La rueda es redonda y esto le permite girar. Voy a girar hacia delante. Me vendrá bien avanzar y «pasar página». No sirve de nada estancarse, arrastrar dudas y penas del pasado. Para mejorar, debo evitar el conflicto interior, liberarme del pasado, confiar en que mañana puede ser mejor. Constato que los mismos problemas abren nuevos caminos de salida. Con tanto esfuerzo por mi parte y por parte de los médicos, esperaba haber mejorado mucho más, pero mi evolución sigue siendo tan lenta y milimétrica como siempre. Algo estaba pasando, y si ahora el médico ha encontrado la causa, creo que aún se van abriendo ventanas de oportunidades. El dolor dura demasiado, pero la salud está por llegar y voy a por ella. Aunque el remedio es costoso, voy a seguir sembrando esfuerzo y paciencia, con la esperanza de recoger buena cosecha. Mi Dios es un buen pagador, puede mirar mi esfuerzo con misericordia.

Esta será la quinta cirugía. Este número podría alimentar mi preocupación y desánimo, cosa que no me ayudaría en nada. A veces pienso que la tecnología sofisticada y la profesionalidad de los cirujanos se pueden valorar por el nivel de la efectividad y de resultados positivos en la recuperación del paciente. Ahora me cuesta saber si lo hacen bien o mal; tampoco tengo elementos suficientes para hacer un juicio de valor. No me quejo de los tratamientos ni de la Seguridad Social española, que la considero maravillosa. Tan solo me pregunto: ¿por qué no llega mi suerte?, ¿qué está pasando? No tengo respuestas, pero sí un camino que andar hacia adelante.

Más de un lector se cansará de leer lo mismo tantas veces, pero yo necesito repetirlo. Es la energía, la dinámica positiva que me empuja hacia delante como a la rueda y alimenta mi esperanza. El Señor hablará.

En mi tierra, los cazadores no aumentan el número de trampas cuando no hay caza. Yo quiero hacer lo mismo. No quiero dejarme llevar por la tristeza ni el desánimo. Estoy caminando hacia lo mejor con paciencia y esperanza. No quiero ir en busca de la salud por varios caminos. Quiero mantenerme en una única orientación hasta el final, y hoy no es todavía el final.

Algunos me alientan a ser positivo, otros me invitan a la aceptación, ¿o tal vez a la resignación? Muchos me siguen visitando y nos entretenemos entre risas y conversaciones que rompen mi monotonía, juntos pasamos buenos momentos. Siempre he agradecido su buena voluntad y cariño. Los hay muy generosos. Otros, conociendo más que yo mismo lo que conviene o me hace falta, divagan en temas superficiales y vuelven a sus hogares satisfechos de su pastoral de conservación. Estos son pocos.

«Hay que ser positivos», dicen algunos y dicen bien. De niño me proponía mi madre que mirase siempre el lado positivo de las cosas y que encontrase el lado agradable de cualquier situación. No me dijo que, para ser positivo, tenía que ser incoherente y aplaudirlo todo. No me enseñó a aplaudir tonterías y me sugería que, si alguien decía alguna en mi presencia, podía permanecer como si no hubiera escuchado o, si era oportuno, corregir, denunciar o perdonar, pero que nunca alimentase el error ni la tontería.

Ser positivo no se riñe con ser realista. Si se está en la boca de un felino, no es tiempo de aplaudir (esto es de idiotas, de necios), pero sí de seguir luchando por escapar de sus fauces. La vida se defiende hasta el final. Mientras un paciente sigue vivo, no conviene distraerle, sino ayudarle para encontrar la solución, sostenerle en el cuidado de la vida.

Ser positivo no es ser insensible. Llorar por dolor no es debilidad, sino humanidad. La persona ante el dolor se queja, grita, llora. Lo contrario sería anormal. Deseo ser positivo, pero no quiero ser insensible ni cruzarme de brazos.

La actitud positiva abre horizontes, nuevas perspectivas, pero no resuelve realidades imposibles. Ya no me asusta tanto el quirófano. Me he acostumbrado a ese lugar tan serio. Para mí, el tiempo de los miedos ya ha pasado, aunque sigo con preguntas. Tan solo quiero entender y aclarar estas dudas que circulan por mi mente.

¿Cómo nos interpela hoy la enfermedad y el dolor? Constato que el mundo invierte las tornas. La verdad es subjetiva. Las personas pretenden ser poseedoras de la verdad, la tienen raptada y muy bien secuestrada. El hombre es ahora la medida de todas las cosas: las cosas que son en cuanto son y las que no son en cuanto no son. Decide lo que es bueno y justo al margen de Dios y de la misma realidad. Huye de la moral, del dogmatismo y de la objetividad. Se ha vuelto al tiempo de los sofistas en detrimento de la epistemología clásica de Aristóteles. Ya no tenemos que adecuarnos a las cosas, sino que las cosas tienen que adecuarse a nosotros, la era de la falsedad y apogeo de la mentira. Lo que cada uno hace y piensa es bueno, y son buenos todos los que están con él, y los que no, nada. La falsedad crea su partido y su moral como consecuencia del tribalismo epistemológico de nuestras sociedades. Vaya momento que me ha tocado padecer, ¿me puede afectar de algún modo? Tengo por un lado un malestar civil por una pandemia de dudosa procedencia y, por otra, la moda subjetivista o la tendencia de la sociedad de vivir sobre la verdad objetiva. En este abismo de realidades y dudas, solo Dios me puede salvar.

Una enfermedad rara que no tiene cura

Con muchísima claridad me habló Pallarés en el Hospital Madrid. También me lo dijo Mata en la clínica Centro. Padezco neurofibromatosis. Ellos me presentaron los tipos de padecimiento de esta enfermedad, me dijeron que era crónica y que no tenía curación. Qué pena la mía. Los dos anteriores y los médicos que voy conociendo ahora, más los informes de Mayo Clinic, uno de los mejores hospitales de neurología en los Estados Unidos de América, coinciden en que la neurofibromatosis es un trastorno genético que produce tumores en el tejido nervioso por todo el cuerpo. Se produce por defectos genéticos y mutaciones de cromosomas que transmiten los padres a los hijos; pueden producirse espontáneamente en la concepción. En general, suelen ser tumores buenos; hay un porcentaje menor de malignidad. A muchas personas les afecta en el oído, la vista... y en otras crea problemas cardiovasculares. Esta patología puede darse en niños, y también en adultos. En los casos en que el tumor es gigante o presiona un nervio, se puede optar por la cirugía o radiocirugía. La otra alternativa es la utilización de medicamentos para controlar el dolor y la evolución. Me dijeron que había tres tipos de neurofibromatosis.

La neurofibromatosis tipo 1 suele ser frecuente en los niños y se detecta poco después del nacimiento por las manchas cutáneas inofensivas de color café con leche. Además de las manchas, también aparecen pecas, bultos en los ojos o, como en mi caso, suaves bultos sobre la piel o por debajo de la piel. Es una patología que se da sobre la piel, debajo de la piel y dentro del cuerpo, hasta llegar a las zonas más profundas del sistema nervioso. Si afecta la cara, causará desfiguración. Los niños con esta afección presentan una cabeza grande y baja estatura. Muchas de estas manifestaciones pueden aparecer también en los mayores. Los niños con un padre afectado tienen la mitad de probabilidad de heredar la mutación genética. Las personas con este tipo de neurofibromatosis también tienen mayor riesgo a otras formas de cáncer: mamario, leucemia, colorrectal, cerebral y también en los tejidos blandos.

La neurofibromatosis tipo 2 es menos frecuente. Suele consistir en tumores que crecen lentamente en los dos oídos con una posibilidad mayor de pérdida auditiva, pues crecen en el nervio que lleva la información de sonido al cerebro; también puede producir dolor de cabeza. No se descartan entumecimientos, parestesias, pérdida del equilibrio y cataratas. Pueden darse otras muchas manifestaciones.

La Schwannomatosis es poco frecuente y aparece a partir de los 20 años. Produce dolor crónico en cualquier parte del cuerpo y puede ser incapacitante; ocasiona entumecimiento, debilidad y pérdida de masa muscular. Todos estos tumores, por lo general, son benignos y crecen lentamente. El factor hereditario aquí no es evidente ni claro y además se da en un porcentaje menor.

La neurofibromatosis puede tener complicaciones neurológicas, causar dificultades en el aprendizaje y anestesia intelectual o de pensamiento. Otras complicaciones poco frecuentes pero posibles son la epilepsia y la acumulación de líquidos en el cerebro. Estéticamente, tener una mancha, bulto o neurofibroma en la cara puede afectar emocionalmente, sobre todo cuando falta la madurez humana, cultural o la experiencia religiosa. Muchas personas sufren y se quejan por su imagen. «Yo nunca voy a presentarme a un concurso de Míster», respondía con frecuencia a los que me preguntaban por el fibroma que tengo en el labio.

El neurocirujano del Hospital Fundación Jiménez Díaz, doctor Daniel Aguirre, me decía:

> No existe una cura para la neurofibromatosis, pero se pueden controlar los signos, los síntomas y el crecimiento de los fibromas con pruebas de imagen, radiografías y tomografías computarizadas. Cuanto antes reciba el paciente la atención de un médico especializado en el tratamiento de la neurofibromatosis, mejor será el resultado.

Y así me va controlando.

Sigo buscando información. Se conoce muy bien la anatomía patológica de la neurofibromatosis, pero hasta ahora no se ha descubierto el tratamiento para hacer desaparecer las inflamaciones o parar esta diabólica enfermedad que «me corta la trama» (*Is* 38, 12). En el programa *Futura*[1] llega información sobre trasplantes, inseminación artificial, exoesqueletos y muchas otras proezas de la medicina para mejorar y cuidar la calidad de vida de las personas, pero sobre mi tratamiento no llega nada. Sigo esperando, sigo buscando información. ¿Algún día llegaré a escuchar lo que necesito?

El doctor Bernabé Hurtado de Mendoza, cirujano oncólogo y amigo, me comentó que la neurofibromatosis tipo 1 o enfermedad de Von Recklinghausen fue descrita por primera vez en 1882 por un patólogo alemán llamado Daniel Von Recklinghausen. En mi caso afecta el sistema nervioso periférico y la columna vertebral.

El médico propone ahora dos nuevas operaciones. Primero una cirugía de limpieza para mejorar la circulación del líquido cefalorraquídeo; y segundo, una cirugía preventiva: una extracción de un fibroma cervical porque ya tiene un crecimiento considerable. Ya tengo firmado el consentimiento. No me ha sido nada fácil, pero lo he hecho. Tengo en mente todavía la experiencia de la última cirugía tan dolorosa, pero no queda otra alternativa.

Lo que es es, lo que no es no es. La realidad nunca es contradictoria. No puedo ir en contra de mi realidad, sino adecuarme a ella y disfrutar desde ella el don de la vida. He dejado atrás mi país, me vendría bien ahora tener doble nacionalidad. He dejado una diócesis, una jurisdicción, una comunidad... No es fácil salir de mi diócesis para incorporarme a otra en un país diferente. Esto exige un nivel mayor de desprendimiento y abnegación, pero creo que es una llamada de Dios que traerá consigo frutos nuevos. Doy gracias. He

[1] Programa de TV Cuatro, dirigido por Carmen Porter.

dejado atrás una familia cristiana, pero el Señor me ha dado otra. No me falta nada.

Con ocasión de esta última cirugía he conocido al grupo de La Divina Misericordia de Madrid. Gracias a la actividad pastoral de este grupo, me visitan Arancha, Toya, Adela, Teresa y Fernando, M.ª Jesús (Chus) y Rosana. María Ángeles, desde Cádiz, me llama a la misma hora por las tardes, para saber sobre mi recuperación. Quiero agradecer la dedicación, el tiempo, el cariño que el grupo me regala. Agradezco especialmente al padre Miguel Ángel Arribas que me ha puesto en contacto con gente de ideas claras y decididas sobre el amor cristiano, además de fortalecerme con un mensaje de audio del Evangelio de cada día.

Dios mismo sabe cómo hace las cosas. Su pedagogía y su dinámica van cargadas siempre de sorpresas buenas y son siempre seguras. Podemos dejarnos guiar por él. Todo lo que Dios hace es bueno y lo hace muy bien. Desea nuestra felicidad, lo que Dios quiere es que el hombre viva. Todo lo que Dios crea es para nuestra plenitud y satisfacción. La acción de Dios es vida para el mundo y él nos invita a ser cocreadores con él.

Mi madre descansa en paz

Mi madre descansa en paz. De seguir viva, hoy su llanto sería mucho mayor que el mío. Me vería sufrir el calvario de una enfermedad incurable. Yo ya no sería causa de alegría. Pasaría todo el tiempo hablando sola, comiendo sin comer y viviendo sin vivir. La alegría de ser madre de un hijo sacerdote se convertiría ahora en el dolor, la tristeza y la vergüenza familiar de ser madre de un hijo que padece una enfermedad rara.

Mi madre cogería el Santo Rosario, como siempre, y se quedaría al pie de la catedral de Ebibeyín muchas horas antes de la llegada de sus compañeros de Asociación de La Divina Misericordia. Rezaría antes un rosario en privado y, después, otro con el grupo. Con su bonita voz, seguiría entonando cantos en las misas ordinarias y los primeros sábados. No recurriría a otra fuerza para invocar mi salud ni tendría otro recurso que la fuerza de Dios. Son testigos aquellos que la conocieron. Hablaría por teléfono conmigo o por videollamadas, pero esto no calmaría el dolor de su corazón de ver a su hijo, el cura, en el lecho del dolor durante varios años, atrapado por una enfermedad rara. Pronunciaría cada vez mi nombre al distribuir la comida en raciones, se esforzaría en retener las lágrimas. Ella me enseñó a ser fuerte desde pequeño. En la inocencia de la infancia aprendemos todo lo que nuestros padres nos van enseñando. En mi cultura, la educación se transmite de arriba para abajo. Los hijos aprenden de sus padres. Mi madre no me enseñó a llorar. Decía que un hombre no llora. Su lección era la fortaleza y las ganas de superación. Una cosa podía salir mal o bien, pero eso no tenía por qué afectarme, decía ella. «Cuando las cosas salen bien, no aprendes; cuando salen mal, aprendes a hacerlo de otra manera mucho mejor y avanzas». Ahora sé que llorar no es falta de fortaleza ni señal de debilidad.

Me cuesta aceptar la ausencia de mi madre en mi vida. Aún hoy guardo cosas dentro de mí que solo hablaría con ella. Noto, siento y sufro en soledad su ausencia, pero, al tiempo, me alegro de que no sufra este «calvario» que ahora me toca pasar. Sería una herida de fuertes dolores para mí, para ella y para todos.

El árbol caído también puede florecer

Pocos entienden mi tolerancia y me juzgan. Yo tengo mis convicciones. Tolerancia para mí no es resignación, no significa desánimo ni fracaso, me crean o no. Algunos, cuando hablan conmigo, piensan que hago teatro, pero no estoy para espectáculos. ¿Cómo puedo hacer entender mi dolor a alguien que nunca lo ha sentido? No hago teatro, tan solo expreso cómo vivo mi dolor. Otros piensan que resignarme es mi única alternativa porque no queda otro remedio, pero nadie piensa en la educación que he recibido ni en el contexto en el que he crecido ni en la experiencia de fe que tengo. Pues detrás de cada paciente hay una historia, una cultura, una familia, una educación, una fe y un proyecto de vida.

Muchos podrían pasar un buen rato con un inmigrante indigente, preguntando con curiosidad e imaginando el dolor que atraviesa su vida. Pero ante la evidencia de una juventud truncada en medio del dolor, sobran las preguntas curiosas, sobra el «pasar el rato». Agradezco muchísimo los caramelos de café, el chocolate que tanto me gusta... Y agradezco mucho más la presencia, el cariño, la cercanía y, sobre todo, cuando las personas que pueden me ofrecen cuidados y alternativas que alivian mi dolor.

Agradezco el interés de Martín por su iniciativa de llegar a conseguir una silla de ruedas motorizada que facilite mi autonomía. Martín me acompaña con frecuencia en el hospital y en mis citas médicas.

Mi deseo es poner por escrito lo que pienso, lo que soy y lo que vivo con un tono positivo, sin amarguras ni reclamos. Mis limitaciones y mi estado en general constituyen de algún modo la expresión de mi fragilidad como ser humano. Es una situación incómoda, pero debajo de ella subyace el don de la vida que me asegura en la convicción de que todavía tengo en mí lo más grande que puedo poseer. Sé que la vida, cualquier vida, se puede disfrutar dentro de los límites que ofrece. No hago heurística, no hago dialéctica, no son sofismas porque esto que digo es la condición misma de la vida y es independiente de sentimientos personales.

Un árbol caído por la lluvia o el viento puede echar brotes y tener frutos. Un árbol caído, si mantiene desde el suelo contacto con la tierra, vive y fructifica. No está en pie, pero tiene vida y florece y rinde a su medida desde su punto de caída. Si hay vida, producirá vida y no hay razón para renunciar a nuevos proyectos. Hay que reinventarse. Se puede proyectar siempre. La alegría puede mantenerse hasta el final de la vida.

HOY DE NUEVO ESTOY VIVO
Día 12 de abril de 2023

El 17 de enero de 2023, en el mismo Hospital de la Concepción, el médico me hizo una derivación cistoperitoneal. Así lo habíamos programado. Según él, era necesario colocarme una válvula para mejorar la circulación del líquido cefalorraquídeo y la movilidad. Hubo mejoría los primeros días, pero después empezó a llegar la marea del dolor. Era el apogeo de mi sufrimiento.

María llegó como siempre. No me reconocía, nunca me había visto así. Llegó también Josefina, preocupada y con ganas de organizar. La gente iba llegando. Reconocía a todos, a algunos por la cara y a otros por la voz. Era incapaz de contestar las llamadas telefónicas, no podía escribir ni abrir las pastillas. Tenía buen apetito, pero necesitaba que alguien me llevara la comida a la boca. No quedaba mucho de Remigio, tampoco podía con mi cuerpo. La vida estaba al borde de su ocaso y yo estaba atento para ver cómo sucedía.

Nunca había sentido tan cerca la muerte como esta vez. Me sentía más muerto que vivo. Estaba informado de la posibilidad de enfrentarme a la muerte. La cirugía se había complicado por una hemorragia y un hematoma. Si no se absorbía el hematoma y cesaba la hemorragia, seguramente no sobreviviría.

Me habían anunciado la muerte y, en consecuencia, me había preparado. Pedía en oración aceptarla con paz y en silencio. No quería molestar a nadie. Entendí la muerte como liberación de mis sufrimientos y, por otra parte, como paso necesario para el encuentro con el Señor. Mi deseo no era morir, sino encontrar sentido a mi muerte. El Señor me concedió esta gracia y por ello le expresaré siempre mi gratitud. Dios es bueno y lo que hace también es bueno.

Antes de que llegue la hora de la muerte, voy a disfrutar de la gente buena que el Señor pone en mi entorno; de la gente sencilla de mi parroquia y mis maravillosas amigas de la Divina Misericordia, de José y Beatriz Merino, Alicia y Esteban; de mi amigo Martín, de Pilar de Francisco y Carmen Soto. Cada vez se va aumentando el número de gente buena y generosa en mi entorno. Hay mucha gente buena, es Dios quien las regala. Estas cosas no suceden si Dios mismo no está por medio. Veo a los amigos haciendo turnos. Cada día pasan las noches conmigo en el hospital 24 horas sobre 24 horas. Hacen rotaciones por la mañana, a mediodía y de noche para darme el desayuno, la comida, algunas meriendas y cenas.

Han pasado más de dos meses y mi estado sigue siendo crítico: no muevo las piernas, tampoco las manos; no tengo control de tronco ni de esfínteres. No tengo control de nada. Y como si fuera poco, sufro de infecciones de orina. Nunca me he visto en tal situación ni nadie me ha visto así antes. Estoy con un nivel mayor e inexplicable de dependencia. No puedo pedir explicaciones, ni a Dios ni a los médicos. Antes de cada cirugía me lo han puesto todo fácil, claro y prometedor, pero los resultados han sido siempre otros. Nada sale como se esperaba, me quedo siempre peor que en mi estado anterior. Y los médicos no saben darme explicaciones.

Los capellanes me traían todos los días la comunión, Toya, el *croissant*, igual que Rufi. Ellas saben que me gusta con la infusión en el desayuno. Disfruto todavía de estos lujos. Son mis caprichos del hospital. Mi familia está en Guinea Ecuatorial, somos muchos. No pueden venir todos, pero ha venido Chelina, mi sobrina, y también Joaquina y Dominica, paisanas. Todos me dan muchísima alegría y me acompañan en este momento de gravedad.

No solo pasaron 48 horas, sino semanas, meses... ya empiezo a mover las manos, ya como solo y ahora estoy en rehabilitación. Gracias a Dios, poco a poco vuelvo a la vida.

> Hoy de nuevo estoy vivo.
> De nuevo
> te levanto,
> vida,
> sobre mis hombros[2].

[2] Pablo Neruda, «Oda a la vida», en *Odas Elementales*.

EPÍLOGO

Mi tiempo lo he ido asumiendo. Lo he ido comprendiendo como un estado, una manera de vivir…, una historia. Sin movilidad, pero con vida. No lo he vivido como un calvario.

Esta manera de entender la vida me ha traído tranquilidad. He podido vivir tranquilo al entender que, aunque esté sin movilidad, estoy con vida. Todavía subyace lo más importante: la vida. Esta vida es la que agradezco. Esta vida es la que disfruto. Puede tener vaivenes, subidas y bajadas, pero es como una mano que todavía Dios me está extendiendo para seguir adelante.

La vida no siempre tiene que ser difícil. Tampoco tiene que ser siempre fácil. El tema es la actitud que uno vaya adoptando cuando van llegando situaciones de elevación o situaciones de caída. Lo que yo puedo controlar es esa actitud. Mantener la alegría, hablar con los compañeros, no enfadarme con la vida, intentar unir a mi familia original, intentar atraer a los amigos… Disfrutar de ellos el tiempo que ellos me van ofreciendo. Son grandes lujos que todavía la vida me está regalando. Las celebraciones eucarísticas, las sesiones de fisioterapia, el encuentro con otros pacientes… Se va creando una nueva familia extensa que te ofrece mucho más.

Yo no he perdido nada. He ganado mucho. He ganado muchísimo porque yo no podía haber conocido esta realidad sin pasar por este momento. Es aleccionador para mí. No lo vivo ni lo llevo arrastrando, sino que he entendido que es una manera de vivir. Y en cualquier situación, en cualquiera, se puede agradecer la vida, se puede agradecer a Dios, se puede mantener la alegría. Se puede ser enfermo y bueno, sí, se puede ser enfermo y bueno. Este momento es para que yo pueda sacar de mí lo mejor y pueda disfrutar lo mejor. Así que es como un momento de intensidad, de intensidad de vida.

Agradezco la fe que me dieron mis padres. Agradezco la formación de los seminarios y de la Iglesia católica porque todo esto ha sido como una base, como unos elementos que han ido perfilando mi personalidad para poder afrontar la realidad que hoy estoy afrontando. No me habría sido fácil si no tuviera estos elementos. Gracias.

GRACIAS

Soy Remigio Masá. Ahora hablo desde el Hospital Fundación Jiménez Díaz, Madrid, recientemente operado de cervicales entre ratitos de dolor y de tregua. Pero esto no me exime de expresar la gratitud a todos los que han contribuido en *Hoy de nuevo estoy vivo*.

Escribir no me ha sido fácil, por eso tampoco puedo atribuirme el mérito completamente a mí mismo. Ha sido trabajo de muchos y de todos y cada uno en su medida.

Primero doy gracias a Dios, Padre tierno y providente. Él nos concede los dones para compartir y también nos inspira buenas iniciativas.

Gracias también a mi familia de origen. A mi madre, Mercedes, mi querida madre que con su arte de madre cristiana supo transmitirme los valores de la fe en Jesucristo. Valores humanos y cristianos que ayudaron a mi crecimiento personal y la opción por la vocación sacerdotal.

Gracias a la Iglesia católica diocesana en Ebebiyín, que con su esfuerzo pastoral de promoción humana y vocacional me ofrecieron la formación para el ministerio sacerdotal.

Gracias a monseñor Juan Domingo, obispo de la diócesis de Mongomo, a quien tengo mucho aprecio de padre y pastor.

Gracias a las congregaciones religiosas; al Seminario Mayor Interdiocesano de Guinea Ecuatorial.

Y, por último, gracias a todos los que han contribuido a dar a luz este libro: sacerdotes, amigos, compañeros y, en especial, a la Institución Teresiana de Pedro Poveda.

Muchas gracias, gracias y gracias.